INHALT

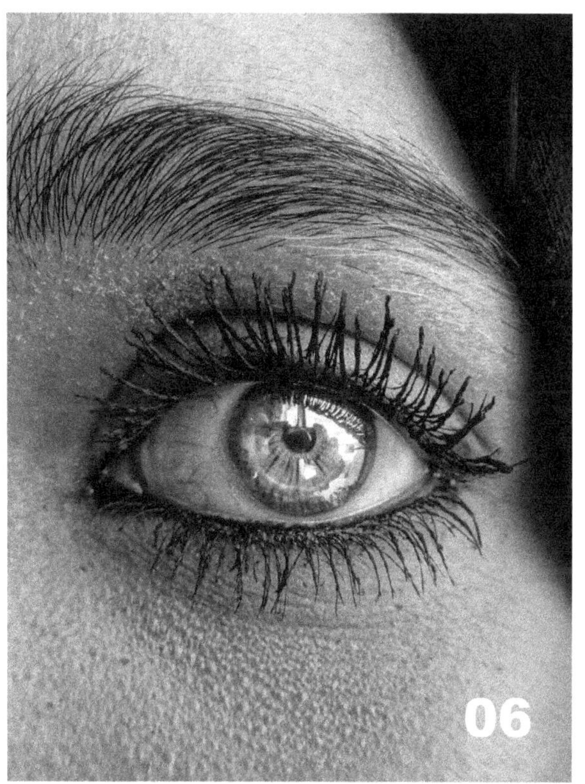

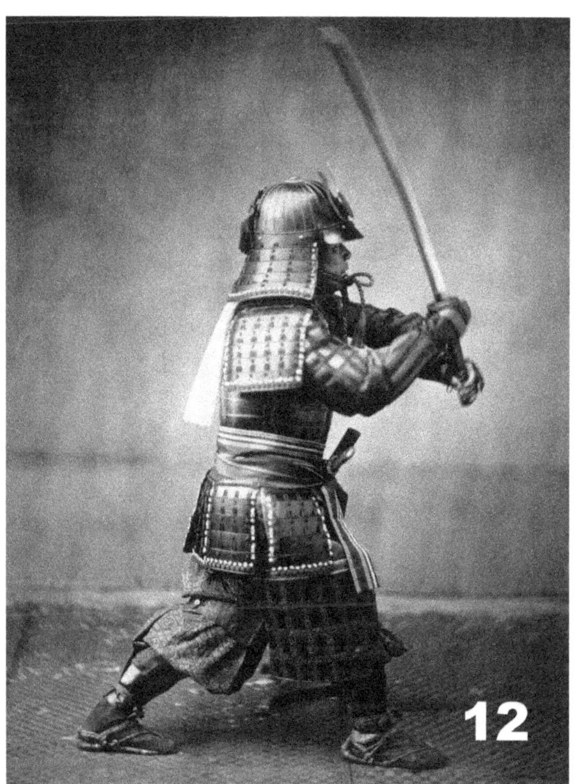

Beziehungen

Seele

Spiritualität

Körper

IMPRESSUM
Ausgabe 0
Originalausgabe

Coverdesign: Dejan Novakovic
Fotos: Pixabay.de, Unsplash, Pexels

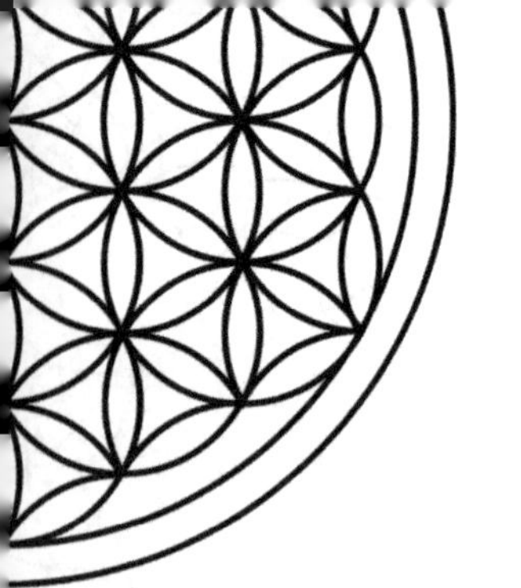

8 schlimmsten Denkfehler

bei der Suche nach dem Traumpartner

Vielleicht befindest du dich ja aktuell auf der Suche nach deinem passenden Gegenstück und hältst Ausschau nach deinem Partner fürs Leben. Dann ist dieser Artikel sicherlich besonders interessant für dich, denn hier erfährst du die acht größten Denkfehler, die Menschen bei der Partnersuche begehen.

Im Rahmen einer psychologischen Studie wurden jüngst acht Denkfehler offenbart, die einem Single bei der Suche nach dem Traumpartner im Wege stehen. Hierbei wurden 1.000 Singles, 500 Männer und 500 Frauen, nach ihren Gedanken befragt, welche die Suche nach dem Partner erschweren. Hierunter befinden sich weit verbreitete Annahmen, etwa, dass sich Gegensätze anziehen oder man zu alt für die Suche nach dem Traumpartner sein könnte.

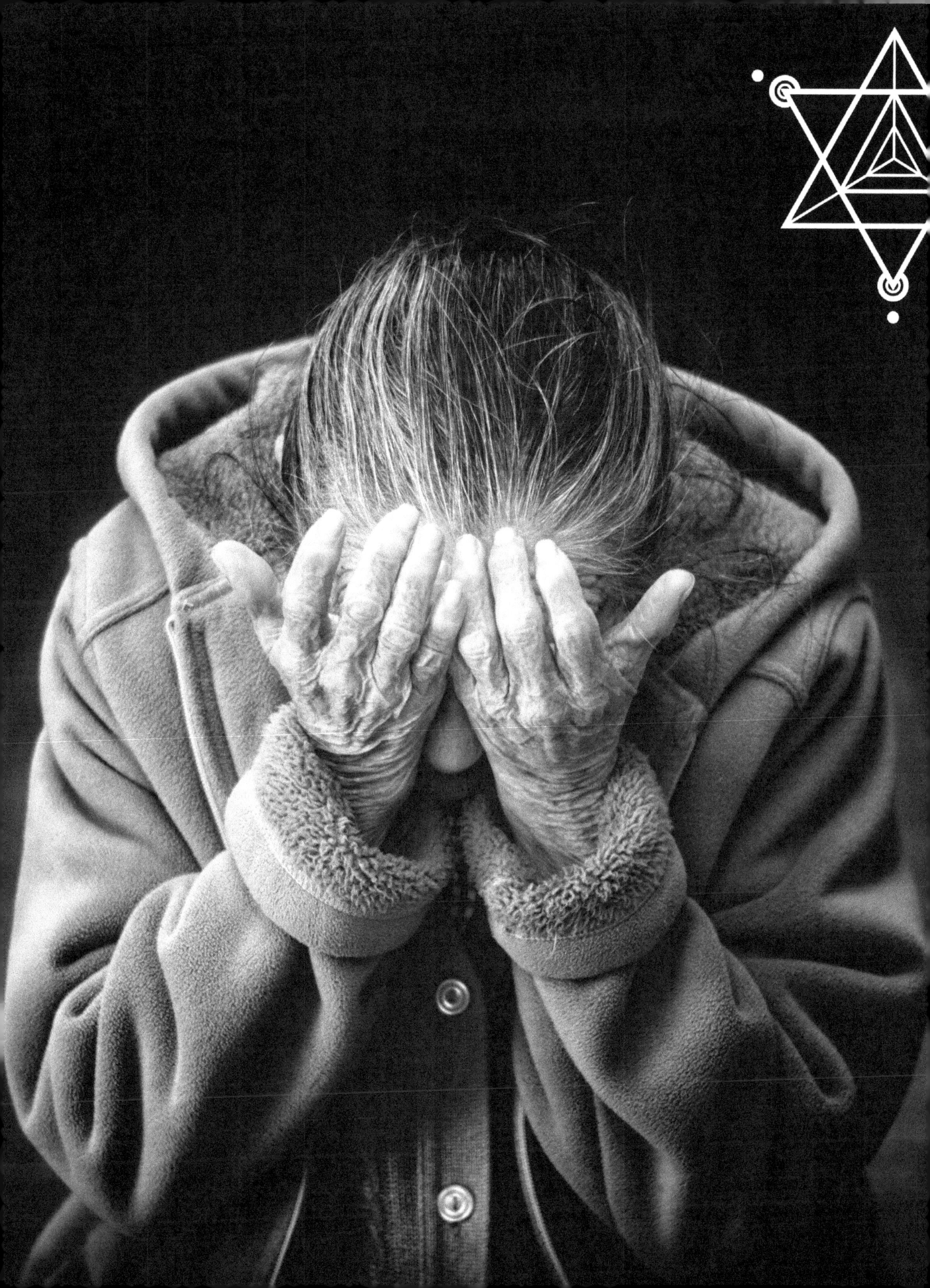

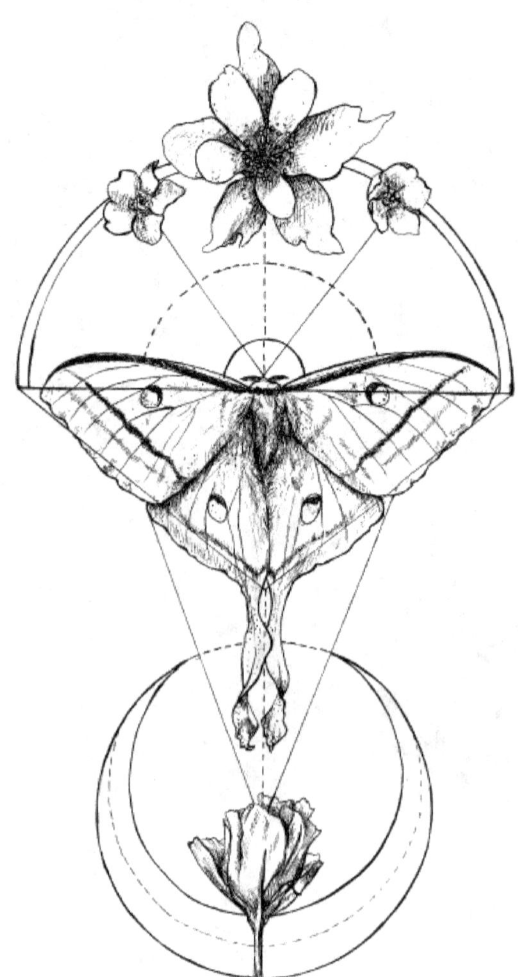

Laut der Studie kann bereits einer der folgenden acht Denkfehler Grund für eine erfolglose Suche nach dem Traumpartner sein - mindestens einen dieser Fehler begehen mehr als 70 Prozent der Studienteilnehmer.

Denkfehler 1: Gegensätze ziehen sich an

Jeder Mensch sucht stets nach seinem passenden Gegenstück - so die weitverbreitete Annahme. Jedoch sind Gegensätze bei der Partnerwahl nur auf kurze Sicht spannend. Grundlage für eine langfristige und glückliche Beziehung sind Gemeinsamkeiten.
Gegensätze erschweren im Laufe der Beziehung eher ein harmonisches Miteinander.

Denkfehler 2: Der erste Eindruck ist allesentscheidend

Zugegeben, der erste Eindruck ist bei der Partnerwahl sehr wichtig. Wir scannen unser Gegenüber hinsichtlich Optik und subjektiver Attraktivität. Ein Kardinalsfehler bei der Partnerwahl ist es jedoch, sich nur vom ersten Eindruck leiten zu lassen. Zahlreiche glückliche Beziehungen sind eben nicht Liebe auf den ersten Blick, sondern aus einer zweiten Chance heraus entstanden.

Denkfehler 3: Planung bei der Partnersuche

Auch bei der Suche nach dem richtigen Partner kann Aktionismus nicht schaden. Ein Single, der sich aktiv nach dem Traumpartner umsieht, hat deutlich mehr Möglichkeiten, seinen Partner fürs Leben auch wirklich zu finden. Spezielle Veranstaltungen für Singles oder Partnerbörsen können hierfür ein probates Hilfsmittel sein. Bei mehr als die Hälfte der Studienteilnehmer kam dieser Denkfehler am häufigsten vor.

Denkfehler 4: Onlinebörsen sind Liebeskiller

In den Befragungen der Studie kam heraus, dass Online-Partnerbörsen im Internet der erste Schritt in Richtung Traumpartner sein können und bereits früh in der Online-Phase intensive Gefühle entstehen können. Diese Emotionen können dann später „offline" vertieft werden. Die Online-Partnersuche ist also bei weitem kein Romantik-Killer.

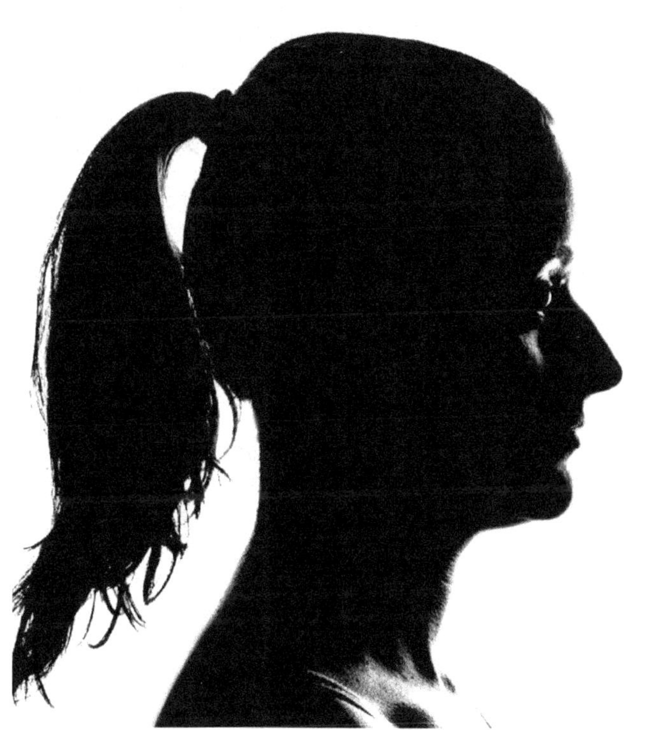

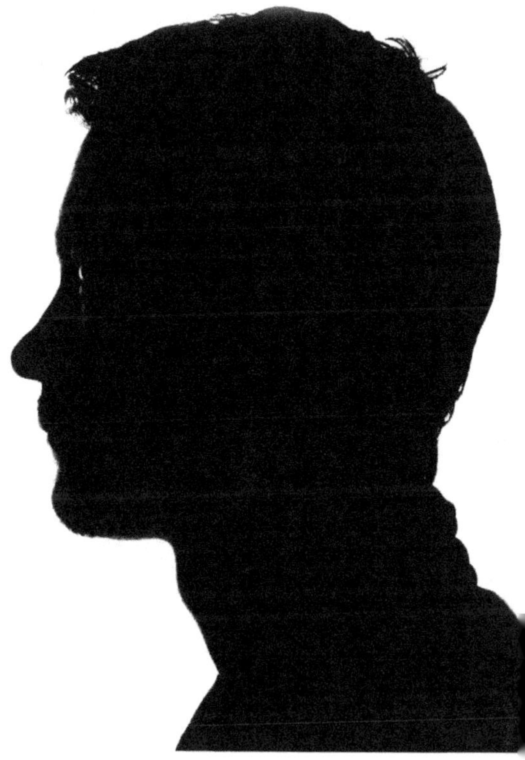

Denkfehler 5: Hoffnungslose Fälle?

Es gibt für jeden Topf den passenden Deckel und bei der Suche nach dem Traumpartner keine hoffnungslosen Fälle. Einem Single, der denkt, dass er niemals den Partner fürs Leben finden wird, fehlt das nötige Selbstvertrauen. Er selbst legt sich mit dieser Hoffnungslosigkeit, die er ausstrahlt, unnötig Steine in den Weg, wenn es darum geht, den Partner fürs Leben zu finden. Nicht vergessen: Selbstvertrauen macht sexy und wirkt anziehend.

Denkfehler 6: Singlebörsen im Internet sind nur Abzocke

Sicherlich gibt es schwarze Schafe unter der Fülle an Dating-Portalen. Fakt ist jedoch, dass heutzutage nahezu jede dritte Partnerschaft online entsteht. Nichtsdestotrotz gilt es natürlich genau hinzusehen, ehe man eine möglicherweise teure Mitgliedschaft in einer Internet-Singlebörse abschließt. Ladies bitte beachten: Vor allem Frauen müssen bei den großen und bekannten Singlebörsen keine Gebühren für die Teilnahme bezahlen.

Denkfehler 7: Ich bin zu alt für die Partnersuche

Eins steht fest: Eine glückliche Partnerschaft ist nicht abhängig vom Alter. Menschen in betagten Jahren können also ebenso eine neue Liebe finden wie junge Frauen und Männer.

Denkfehler 8: Eine Beziehung bedeutet immer Stress

Natürlich ist eine Partnerschaft nicht immer ein Schweben auf Wolke sieben und Konflikte gehören zu einer Beziehung unweigerlich dazu. Zugleich steigt mit einer erfüllten Liebesbeziehung aber auch das Lebensglück. Viele Studien konnten beweisen, dass Menschen, die in einer Partnerschaft leben, zufriedener sind als Singles und seltener unter Depressionen und Einsamkeit zu leiden haben.

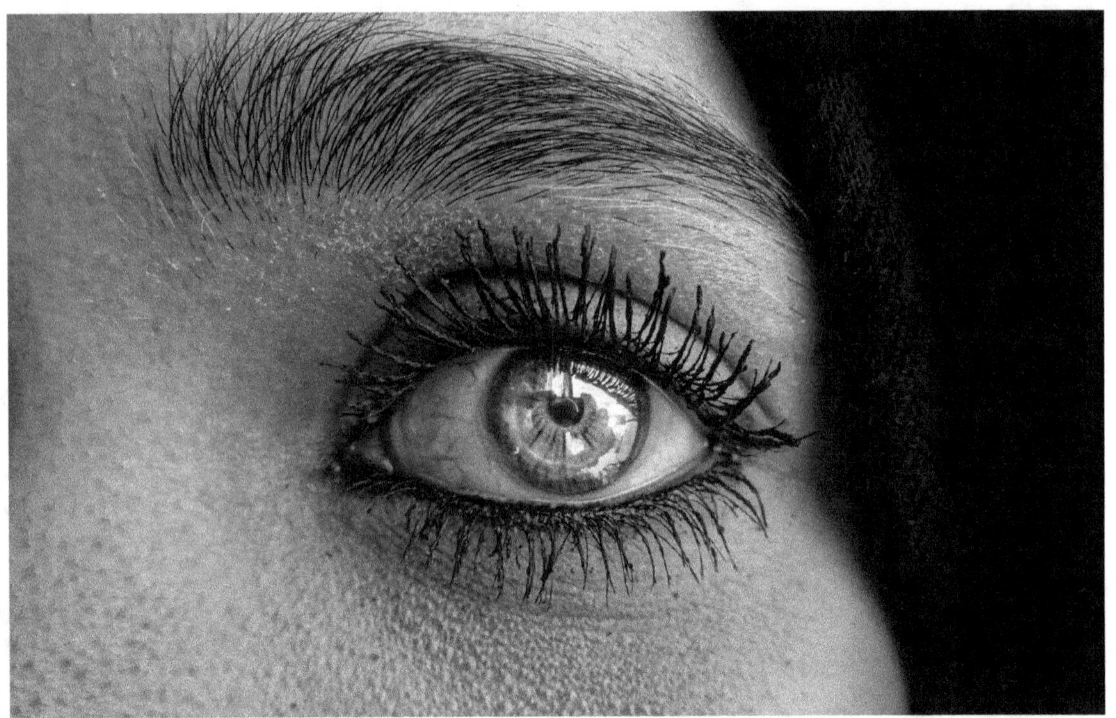

Die absolute Tabu-Frage in einer Beziehung

Hast du dich bei deinem Partner vielleicht schon mal gefragt, mit wie vielen anderen er oder sie bereits im Bett gelegen ist? Jeder Mensch ist von Natur aus neugierig, kein Thema. Über diese Frage solltest du jedoch nicht länger nachdenken, wie von der Paatherapeutin Juliette Boisson empfohlen wird.

Wenn der Bachelor sich nackig macht

Beim ersten Date kommt es immer wieder zu ganz furchtbaren Fragen. Um diese These zu untermauern, reicht ein Blick in das RTL-Abendprogramm, wenn der Bachelor seine potentiellen Partnerinnen genauer unter die Lupe nimmt. Ob die Dame nun gerne Männer füttert oder ob sie wirklich der Ansicht ist, dass der Bachelor ein wahrer Charmeur ist, interessiert weder das Publikum noch die Kandidatinnen.

Richtig spannend wird es wohl, wenn man nackt nebeneinander liegt und sich gerade miteinander vergnügt hat. Nun ist es an der Zeit für Fragen rund um Familie oder Freunde, also die wirklich wichtigen Dinge des Lebens.

Welche Nummer bin ich denn?

Natürlich möchte man sich nach der ersten körperlichen Annäherung sehr schnell gerne richtig kennenlernen und überschüttet sich daher mit Fragen. Jedoch gibt es auch einige Themen, die schnell zu einem echten Fallstrick

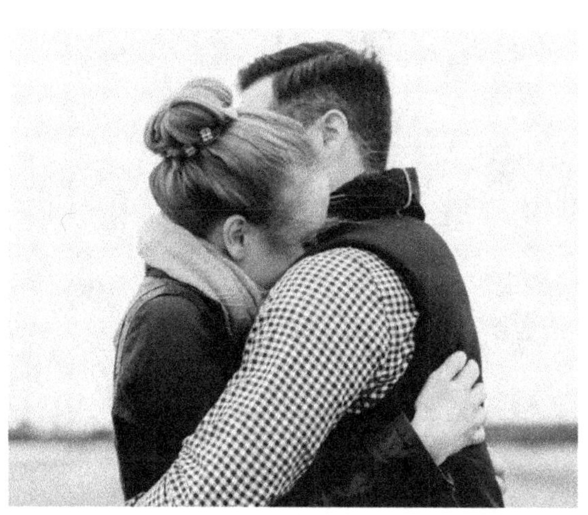

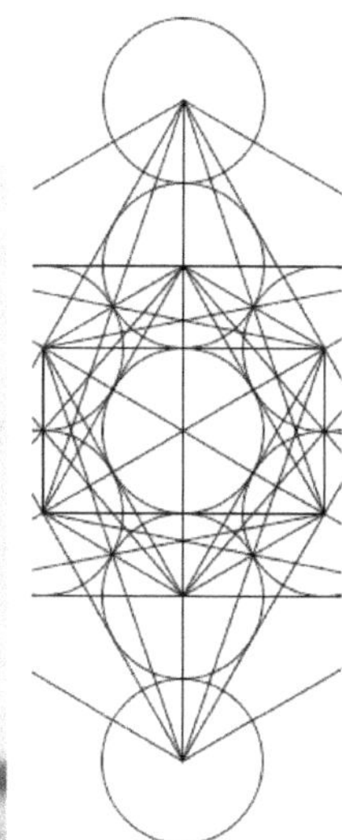

für die junge Beziehung werden können. Eine der schlimmsten Fragen, die man sich hierbei stellen kann, ist die **Frage nach den bisherigen Partnern**. Bei einer flüchtigen Affäre ist es vielleicht noch zu verschmerzen, zu erfahren, welche Nummer man ist.

Geht es aber um ernsthafte Beziehungen und um Liebe, möchte man einfach nicht wissen, mit wem und wie viele es der Traumpartner zuvor schon getrieben hat. Sei mal ganz ehrlich: Möchtest du wirklich wissen, ob dein Schwarm bereits mit der Kassiererin aus dem Supermarkt, in dem du regelmäßig einkaufst, im Bett gelandet ist?

Frage nach den bisherigen Partnern

Entsprechend rät die Paartherapeutin J. Boisson dringend davon ab, die Frage nach den bisherigen Sex-Partnern zu stellen. Als Begründung führt sie an, dass diese Frage zu „unerklärbaren moralischen Implikationen" führen würde.
Sie warnt somit davor, dass man sich durch diese Frage schnell in Diskussionen verwickeln könne, auf die es keine eindeutige Antwort gäbe, denn welcher Standard bestimme denn letztlich, welche Anzahl von Sex-Partnern in Ordnung sei? Zudem wäre die Frage nach den bisherigen Partnern eine Einladung, um in der Vergangenheit des aktuellen Partners zu schnüffeln, die sich jedoch ohnehin nicht mehr ändern lasse. Ob eine Person nun mit fünf oder mit 80 anderen Menschen geschlafen habe, spiele für die aktuelle Beziehung keine Rolle.
Die Zahl der bisherigen Partner offenzulegen, könne nur zu einer Verunsicherung des Gegenübers führen und unnötigen Streit vom Zaun brechen. Die Paartherapeutin fügt jedoch an, dass vergangene **Beziehungen und Affären kein Tabuthema** an sich darstellen dürften.
Insbesondere Gespräche über vorausgegangene Verletzungen, könnten dem Partner Erklärungen liefern, warum er oder sie sich in bestimmten Situationen so oder so verhalte.

Beziehungen und Affären kein Tabuthema

Das Recht auf Privatsphäre respektieren – auch in einer Beziehung

Nicht nur man selbst, sondern auch der Partner habe ein **Recht auf Privatsphäre**.
Es läge also im Ermessen des anderen, wie detailliert er oder sie von vergangenen Beziehungen erzähle. Sicherlich könne das Gegenüber dem Partner mehr Empathie und Verständnis für manche Verhaltensweisen, wie etwa Misstrauen, entgegenbringen, wenn er oder sie möglichst viel von der Vergangenheit des Partners wisse.

Wie weit er oder sie dem Partner jedoch Einblick in die Vergangenheit gäbe, sei allein ihm selbst überlassen und solle vom anderen respektiert werden, so resümiert die Paartherapeutin Juliette Boisson.

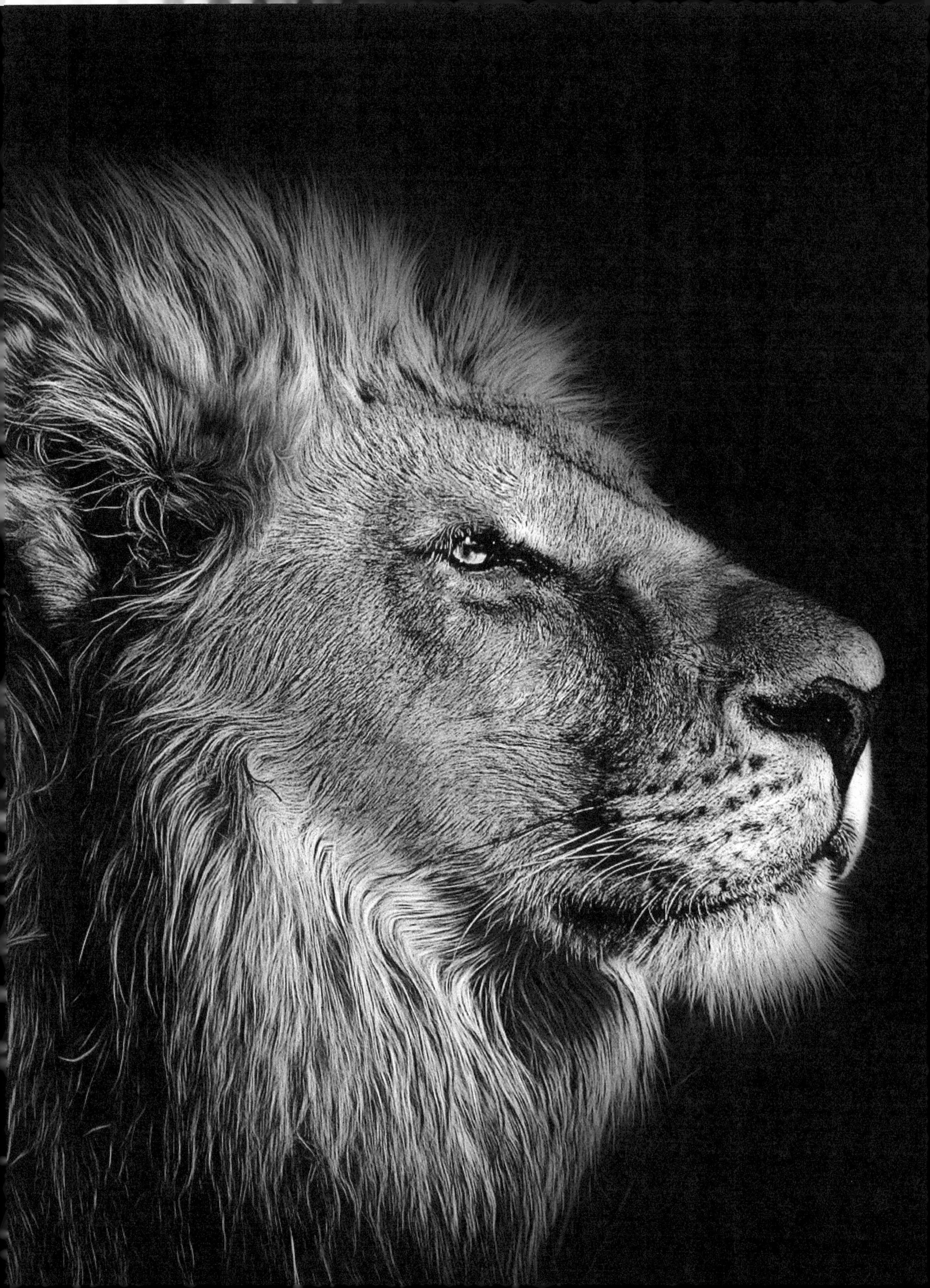

7 Indizien für eine starke Persönlichkeit

Wir schauen gerne auf zu Menschen, die sehr stark und autonom wirken. Doch neben Bewunderung ringen uns solche Menschen jedoch auch eine gewisse Ehrfurcht und Unnahbarkeit ab. Manche Personen fühlen sich solchen Menschen gegenüber schnell unterlegen und scheuen daher den Kontakt zu ihnen.

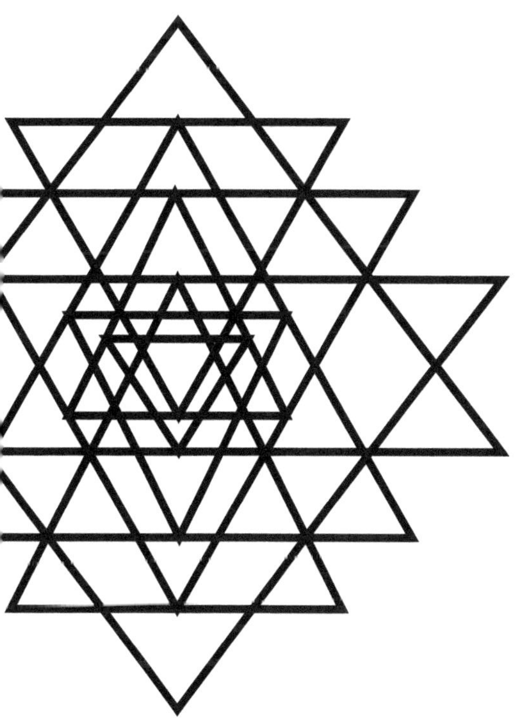

Vielleicht kennst du es aus eigener Erfahrung, dass manche Menschen dich meiden. Dies könnte daran liegen, dass du eine starke Persönlichkeit hast und entsprechende Werte ausstrahlst. In diesem Fall hast du sicherlich immer wieder mit einigen Vorurteilen zu kämpfen, denn manche Leute mögen denken, dass du dominierst oder unhöflich bist. Jedoch spiegeln diese charakterlichen Beschreibungen deine Persönlichkeit überhaupt nicht wider. In vielen Fällen besitzen vor allem starke Menschen einen weichen inneren Kern.

In diesem Artikel erfährst du sieben typische Anzeichen für starke Persönlichkeiten, von denen einige Leute abgeschreckt sein können.

Anzeichen 1: Ausreden sind nichts für dich

Eine starke Persönlichkeit benötigt keinerlei Ausreden. Wenn du einen Fehler begangen hast, stehst du dazu und versuchst diesen Fehler wieder auszubügeln.

Du hast kein Problem damit, dich bei jemandem zu entschuldigen, dem du Unrecht getan hast. Wenn dir etwas nicht gelingt, suchst du die Schuld nicht bei äußeren Umständen oder anderen Personen, sondern zunächst bei dir.

Umgekehrt erwartest du dies auch von anderen Menschen und meidest Personen, die immer wieder über schlechte Dinge jammern, anstatt zu versuchen, die Umstände zu ändern.

Anzeichen 2:
Bei der Auswahl deiner Freunde bist du wählerisch

Mit deiner starken Persönlichkeit musst du dich nicht von der Meinung anderer Menschen abhängig machen. Du brauchst keine Personen, die dir sagen, wer oder was du bist, was du leisten und aus deinem Leben machen kannst.
Du hast mittlerweile erkannt, dass einige Leute dies tun müssen, um sich selbst besser zu fühlen. Ebenfalls hast du bereits erkannt, dass manche Menschen genau diese Dinge hören müssen, um sich zufrieden in ihrem Leben zu fühlen.
Vielleicht weißt du noch nicht ganz genau, wer du eigentlich bist, jedoch weißt du, dass du keinen Kollegen oder Freund benötigst, der dir sagt, was du zu leisten imstande bist. Du weißt, dass dies nur du selbst herausfinden kannst.

Anzeichen 3: Du kannst Ignoranz, Dummheit und Gefühllosigkeit nicht leiden

Dominierende Persönlichkeiten sind das Ergebnis von einem Mangel an Wissen oder Einfluss. Eine starke Persönlichkeit hingegen ist das Resultat davon, informiert und durchdacht zu sein. Zwischen diesen beiden Persönlichkeitstypen besteht ein großer Unterschied.

Du verwendest gerne dein Gehirn und kannst es daher nicht leiden, wenn Personen sofort Urteile über Dinge fällen, von denen sie letztlich keine Ahnung haben.

Dieser Umstand ist sicherlich eine deiner besten Qualitäten, jedoch nicht, weil du dein Wissen nutzen kannst, um Menschen zu manipulieren; es ist vielmehr eine Qualität, weil du hiermit andere Menschen dazu ermutigst, erst einmal darüber nachzudenken, was sie sagen, ehe sie den Mund aufmachen.

Anzeichen 4: Du kannst zuhören

Ein Mensch mit einer starken Persönlichkeit weiß genau, wann es Zeit ist zu reden, und wann es besser ist, zuzuhören. Nun könnte man meinen, dass andere Menschen diese Eigenschaft zu schätzen wüssten.
Jedoch kann es in Wirklichkeit andere Personen abschrecken, wenn sie dies nicht gewohnt sind.

Anzeichen 5: Du benötigst keine Aufmerksamkeit

Natürlich ist es ein Grundbedürfnis eines Menschen, von seiner Umwelt wahrgenommen zu werden. Viele Menschen, die dir begegnen, werden denken, dass auch du darauf gepolt bist, Aufmerksamkeit um jeden Preis zu erhaschen.
Dies entspricht jedoch nicht der Wahrheit, denn es ist deine Persönlichkeit, die andere Menschen anzieht und fasziniert. Du selbst erhältst Aufmerksamkeit – nicht weil du diese provozierst – weil andere Menschen eben solche Menschen wie dich in ihrem Umfeld benötigen.

Anzeichen 6: Furcht ist ein Fremdwort für dich

Zugegeben, auch du kennst Ängste. Mindestens eine Sache wird wahrscheinlich auch dir Furcht eintreiben.
Der Unterschied zwischen dir und anderen Menschen ist jedoch, wie du mit diesen Ängsten umgehst und es nicht erlaubst, dass Furcht die Art und Weise deiner Lebensführung diktiert.

Anzeichen 7: Unsicherheit als Gelegenheit begreifen

Wenn du dich unsicher fühlst, bedeutet dies für dich eine Gelegenheit, es besser zu machen. Du bist realistisch genug, um zu wissen, dass auch du nicht perfekt bist, aber du versuchst immer wieder, neue Dinge zu lernen und bereits bekannte Dinge besser zu machen.
Im Vergleich zu gewöhnlichen Menschen lässt du es nicht zu, dass Unsicherheiten dein Leben unnötig schwer machen. Du wächst an Unsicherheiten und Herausforderungen und betrachtest sie immer wieder aus verschiedenen Perspektiven.

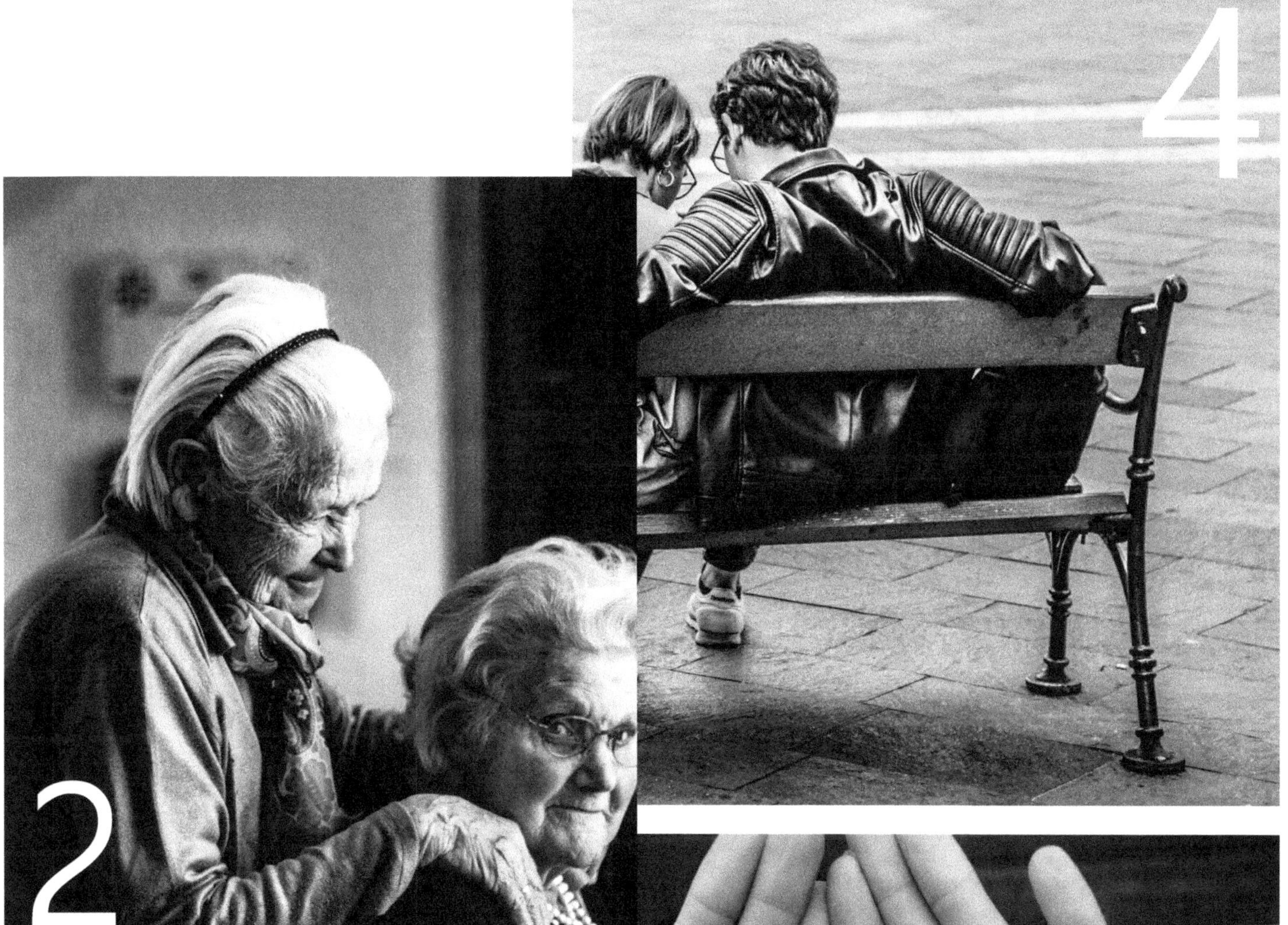

Fazit

Manche Menschen mögen denken, dass der Umgang mit starken Persönlichkeiten sehr schwierig sein kann. Wenn, dann trifft dies jedoch nur deswegen zu, weil du mit deinem Verhalten andere Menschen dazu herausforderst, die beste Version von sich selbst zu sein.

7 WERTVOLLE TIPPS

Schutz vor Negativen Menschen

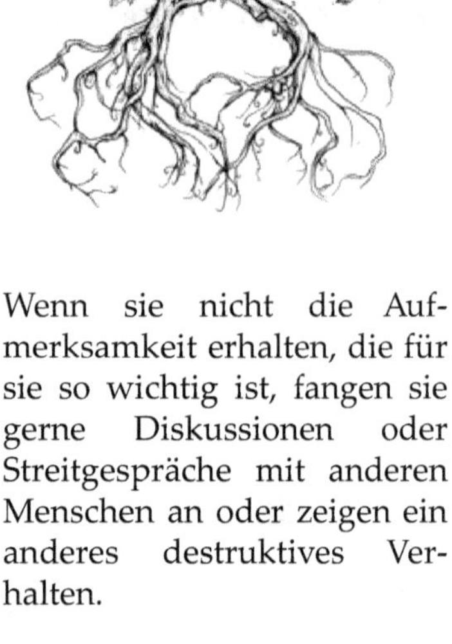

Vielleicht hast du auch Menschen in deinem Leben, die pausenlos meckern, jammern oder über Umstände klagen, die man nicht ändern kann. Solche negativen Menschen rauben dir Energie und lassen dich mutlos dastehen.

Du wirst in deinem Leben immer wieder auf negative Menschen treffen, auf Menschen, die sich in Selbstmitleid suhlen, die Wahrheit so hindrehen, wie sie sie gerne hätten und versuchen, auch dich in ihre Negativspirale mit hineinzuziehen.

Du kannst es kaum verhindern, DASS du immer mal wieder auf solche Menschen triffst. Es liegt jedoch an dir, WIE du auf solche Menschen reagierst. Wenn du dich von ihnen mitreißen lässt, wirst du früher oder später selbst dazu neigen, eine negative Grundstimmung zu entwickeln.

In diesem Artikel erfährst du einige effiziente Möglichkeiten, mit denen du dich von negativen Menschen und ihrer pessimistischen Ausstrahlung schützen kannst und wie du richtig mit solchen Menschen umgehst.

Möglichkeit 1: Ignoriere negative Menschen

Dies ist sicherlich die einfachste, wenn auch nicht gerade höflichste Art und Weise, mit negativen Menschen umzugehen.
Ein typisches Zeichen von negativen und unglücklichen Menschen ist ihr beinahe übermenschliches Geltungsbedürfnis.

Sie wollen deine ganze Aufmerksamkeit für ihre negativen Gedanken und Botschaften. Selbst wenn sie auf eine Feier eingeladen sind, versuchen sie alle Aufmerksamkeit auf sich zu ziehen. Gespräche unterbrechen sie gerne, lästern über andere Anwesende oder verhalten sich unnötig laut. Wenn sie nicht die Aufmerksamkeit erhalten, die für sie so wichtig ist, fangen sie gerne Diskussionen oder Streitgespräche mit anderen Menschen an oder zeigen ein anderes destruktives Verhalten.

In diesem Fall kann es hilfreich sein, den Fokus weiter bei dir zu behalten und dich zu zurückhaltenden und ruhigeren Gästen zu setzen. Wenn du dich über solche Personen aufregst, störst du nur unnötig deinen eigenen inneren Frieden.

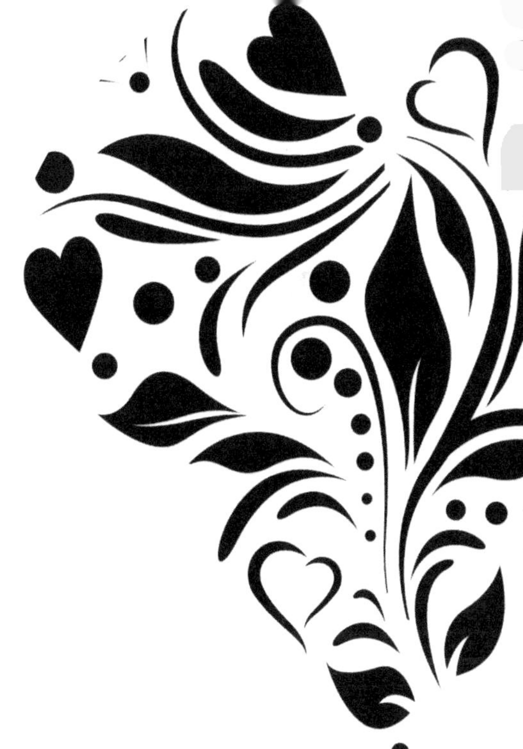

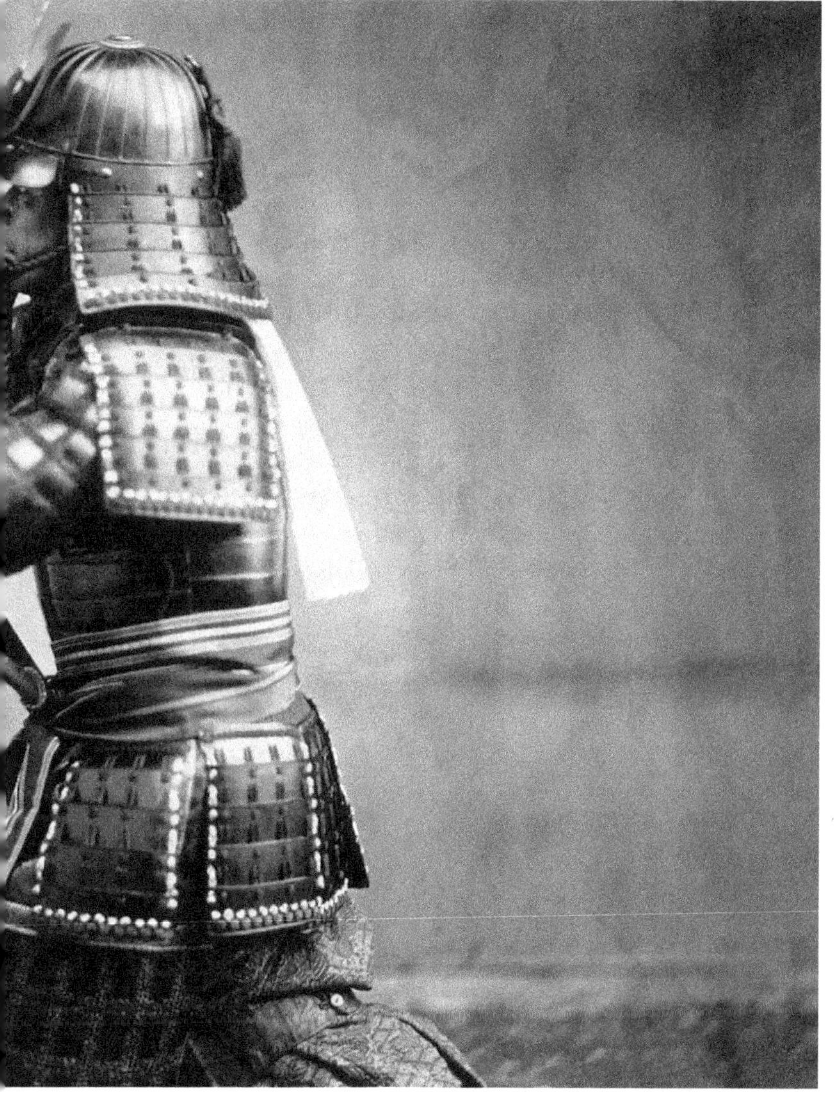

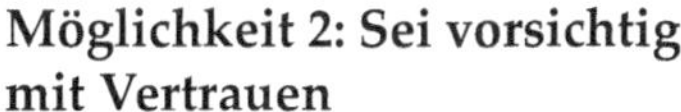

Möglichkeit 2: Sei vorsichtig mit Vertrauen

Negative Menschen geben gerne Geheimnisse preis. Ebenso gerne tratschen sie hinter dem Rücken über andere Personen, in der Hoffnung, von dir Zustimmung zu erhalten.

Jeder Mensch, der so etwas tut, beweist selbst, dass er weder ein Geheimnis für sich behalten kann noch besonders vertrauenswürdig ist. Halte dich daher von solchen Menschen fern. Damit du selbst keine Enttäuschungen erlebst, solltest du solchen Menschen auf keinen Fall wichtige Dinge oder Geheimnisse von dir anvertrauen.

Möglichkeit 3: Geschichten prüfen

Unglückliche und negative Menschen möchten sich gerne in den Vordergrund stellen, oftmals mit besonderen Geschichten, die durchaus auch mal ausgedacht oder zumindest ausgeschmückt sein können. Sie denken, je dramatischer und skurriler, umso mehr Aufmerksamkeit werden sie für ihre Geschichten erhalten. Aus diesem Grund ist es wichtig, dass du negativen Menschen nicht alles glaubst. Sollte die jeweilige Geschichte für dich eine Relevanz haben, prüfe sie vorher, ehe du sie für bare Münze nimmst.

Sie denken, je dramatischer und skurriler, umso mehr Aufmerksamkeit werden sie für ihre Geschichten erhalten.

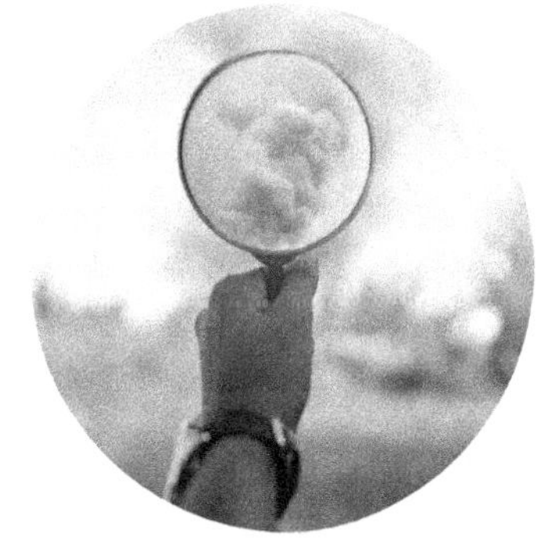

Möglichkeit 4: ABLEHNUNG

Ein negativer Mensch hasst kaum etwas so sehr, wie im Unrecht zu sein. Aus diesem Grund tragen sie ihre Probleme gerne in die Öffentlichkeit, um von anderen Menschen Bestätigung für ihr Verhalten und Handeln zu bekommen. Zusätzlich werden sie versuchen, andere Menschen von ihrer Meinung zu überzeugen und können es kaum aushalten, wenn ihre Gesprächspartner bei einer neutralen Meinung bleiben.

In diesen Situationen ist es sehr wichtig, dass du möglichst früh reagierst. Mach deinem Gesprächspartner klar, dass dich dieses Thema nicht betrifft oder nichts angeht.

Auf diese Weise kannst du freundlich, aber bestimmt das Gespräch beenden oder das Gesprächsthema in eine andere Richtung lenken.

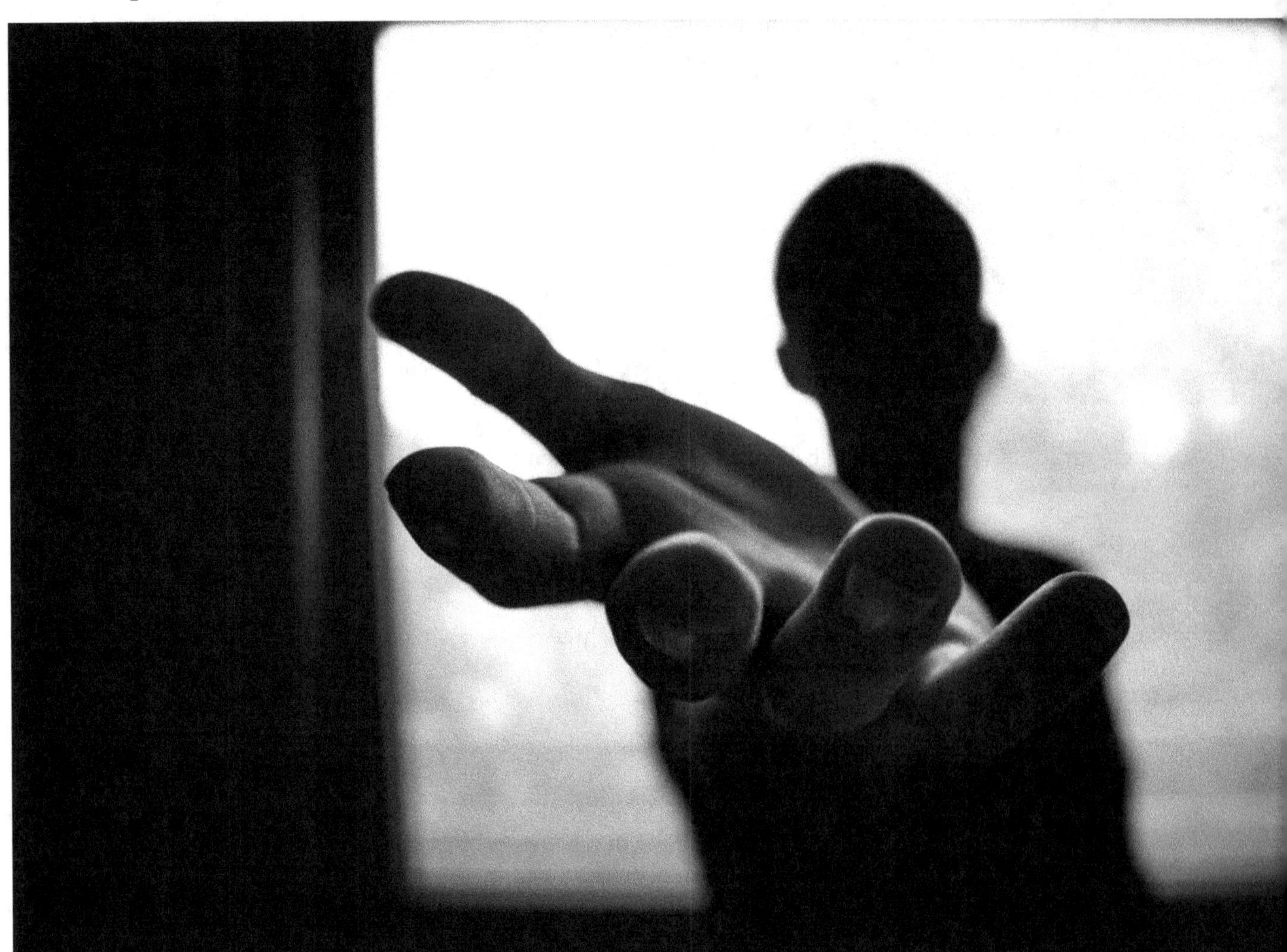

Möglichkeit 5: Sei stark

Negative Menschen können sehr geschickt in ihrer ganzen Kommunikation sein.
So tarnen sie Beleidigungen gerne als Ironie oder Komplimente. Abwertende Kommentare über andere Menschen sind jedoch nur ein Spiegelbild für ihre innere Unruhe und ihren Schmerz.

Ignoriere in solchen Situationen die Aussagen negativer Menschen. Je weniger du auf kritische oder unhöfliche Menschen reagierst, umso friedvoller wird dein Leben sein bzw. bleiben.
Nimm ihre abwertenden oder sarkastischen Aussagen nicht persönlich, sondern bedenke immer, dass es sich hierbei einfach um eine Art Überkompensation für ihre Unzufriedenheit handelt.
Du hingegen bist ein glücklicher und zufriedener Mensch und hast es nicht nötig, dich auf diese Ebene zu begeben.

Möglichkeit 6: Halte dich fern von negativen Menschen

Oftmals schwelgen negative Menschen in Selbstmitleid und können darin so richtig aufgehen. Andere Menschen sind schuld für ihre Misere und sie kommen nicht auf den Gedanken, dass sie selbst ihres Glückes Schmied sind.
Gerne fokussieren sie sich auf negative Erlebnisse oder Umstände und wälzen ihre Probleme in Gesprächen mit anderen in der Erwartung, dass ihre Sorgen von anderen Menschen gelöst werden.
Mach dich nicht für die Probleme negativer Menschen verantwortlich. Selbst wenn du alles daran setzt, ihre Probleme zu lösen, wird dies keinerlei Veränderung in ihrem Leben bewirken.
Erst wenn der negative Mensch erkennt, dass er selbst das Problem ist und sich ändern muss, wird sich sein Leben zum Positiven hin verändern können.

Da Negativität und Selbstmitleid über kurz oder lang ansteckend sind, halte dich am besten von solchen Menschen fern. Dies bedeutet nun natürlich nicht, dass du jeden Menschen meiden sollst, der sich mit einem Problem an dich wendet. Selbstverständlich ist es ehrenhaft und eine gute Idee, einem Menschen aus der Patsche zu helfen. Dies sollte jedoch kein dauerhafter Zustand werden, denn auch du hast sicherlich genug mit den Sorgen und Problemen in deinem Leben zu kämpfen.

Möglichkeit 7: Verlier dein Leben nicht aus dem Fokus

Negative Menschen spielen dir gerne vor, dass sie selbst absolut von sich überzeugt sind.
Sie sind nicht sparsam mit lobenden Kommentaren und Aussagen über sich und ihre eigenen Verdienste. Auf diese Weise versuchen sie, sich immer wieder in den Mittelpunkt zu rücken.
Oftmals spricht dies jedoch für ein sehr geringes Selbstbewusstsein.
Mit ihren Erzählungen wollen sie Komplimente einheimsen und ihr Aufmerksamkeitsbedürfnis befriedigen.
Selbst wenn du eine solche Situation erlebst, solltest du den Menschen nicht klein reden oder kritisieren, denn dies würde ihn nur unnötig verletzen.
Fokussiere dich in solchen Situationen lieber ganz auf dich, halte dich zurück und arbeite an deinem eigenen Selbstbewusstsein.

Auf Lösungen anstatt auf Probleme zu konzentrieren

Fazit

Negative Menschen können dir immer und überall begegnen.
Damit du weiterhin ein friedvolles und schönes Leben führen kannst, achte darauf:

- dich auf Lösungen anstatt auf Probleme zu konzentrieren,
- dich von negativen Menschen fernzuhalten - so gut es geht - und
- in Liebe zu handeln.

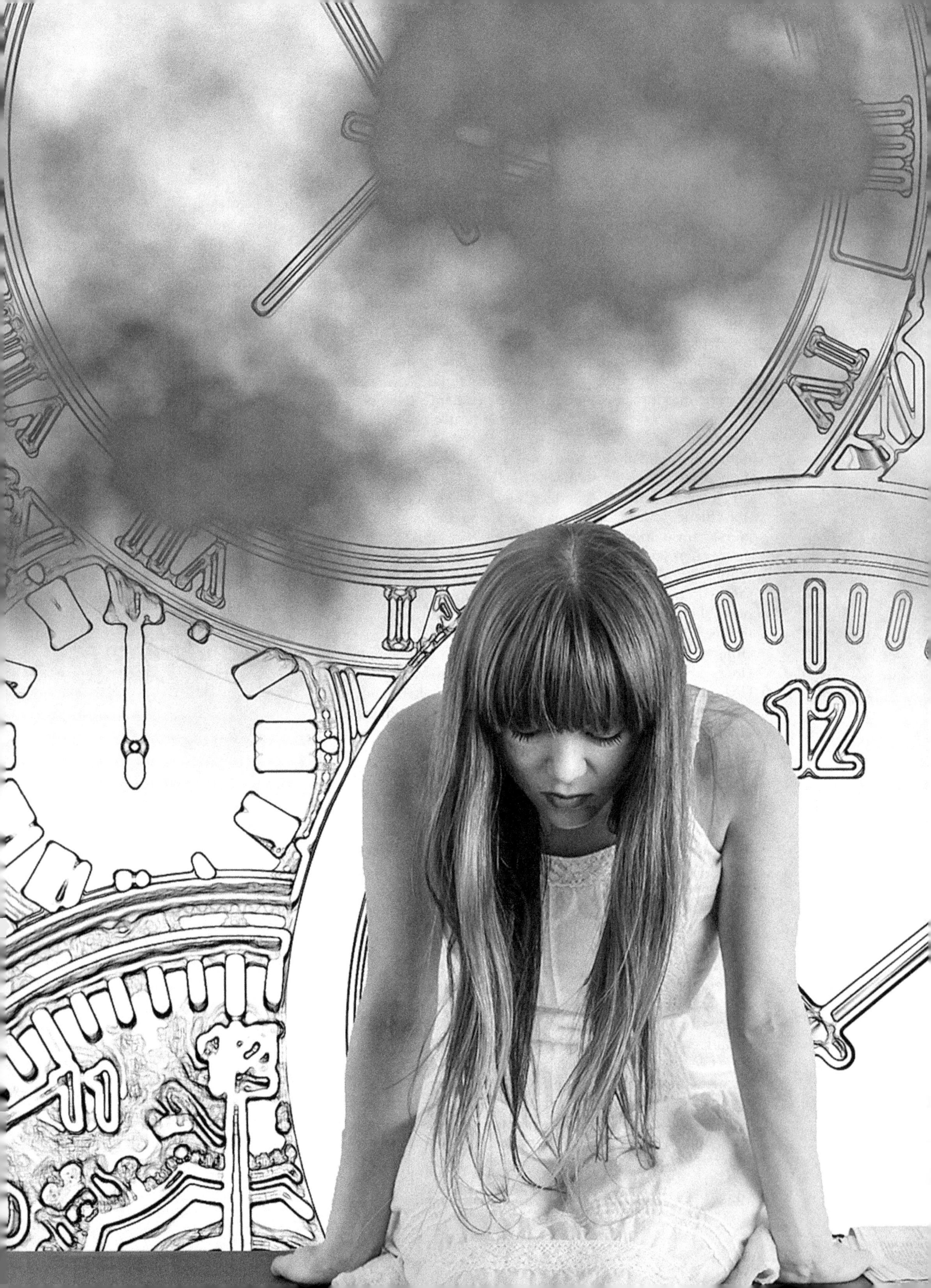

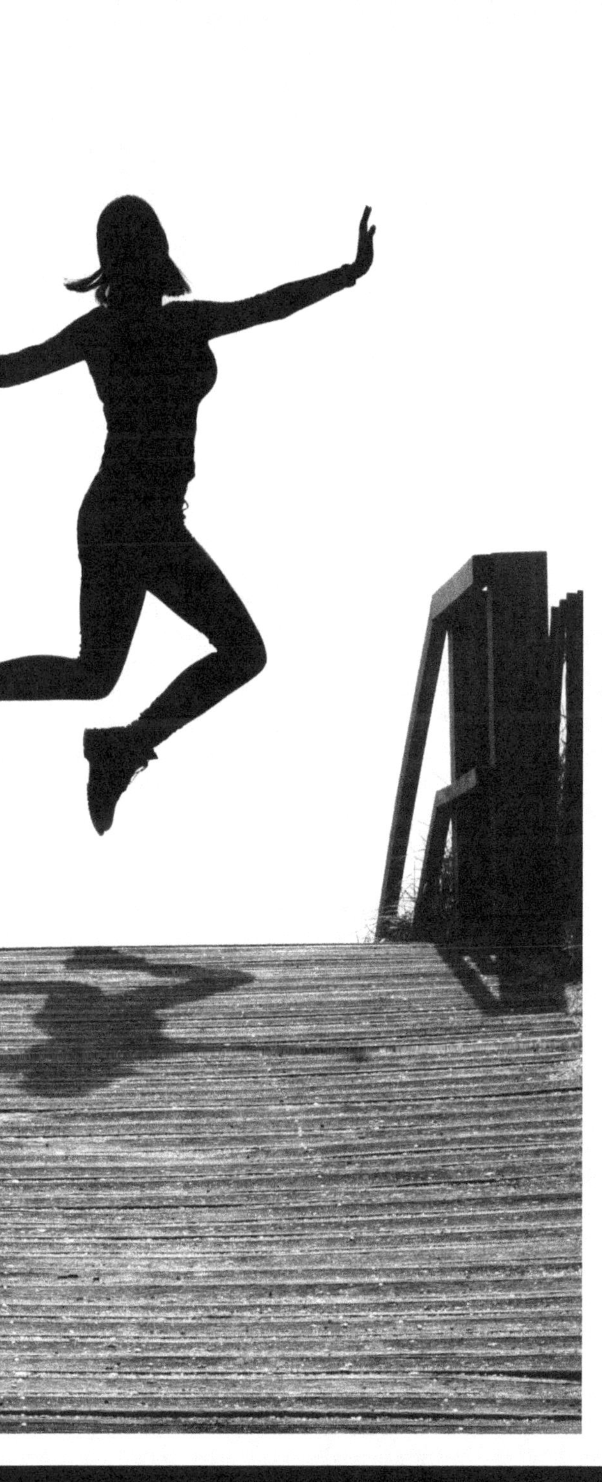

Zeit für Veränderung: Diese 5 Anzeichen sprechen dafür

Für viele Menschen ist es nicht der Tod, vor dem sie Angst haben, sondern die Sorge davor, niemals wirklich gelebt zu haben. Wenn sich die Lebensuhr dem Ende entgegen neigt, bereuen viele Menschen Dinge, die sie nie gemacht haben, Träume, die sie in ihrem Leben nicht verwirklicht haben.

Tatsächlich besteht unser Leben nicht nur aus Arbeit und das Warten auf ein freies Wochenende. Wir alle besitzen verschiedene Gaben, Träume und Talente, die wir nicht ungenutzt mit ins Grab nehmen sollten.

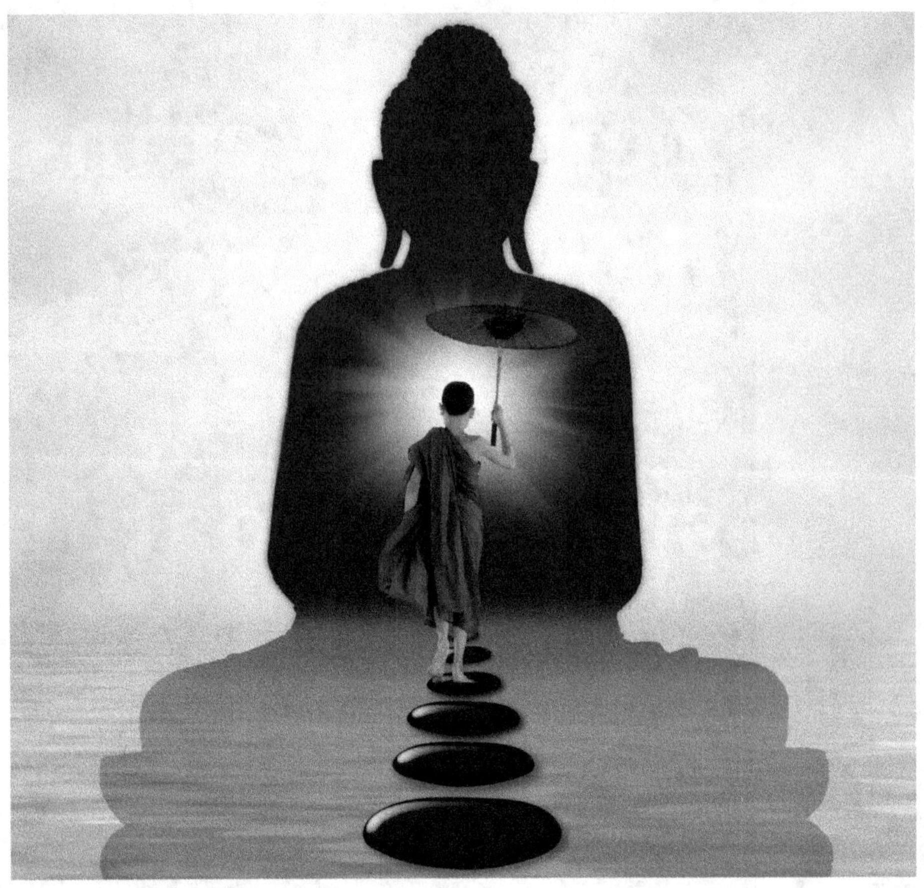

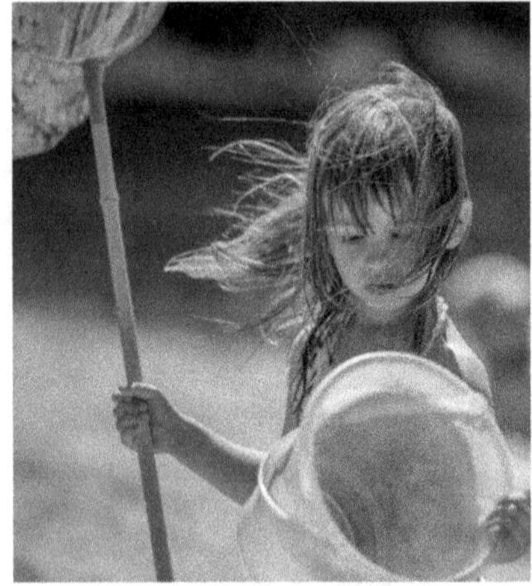

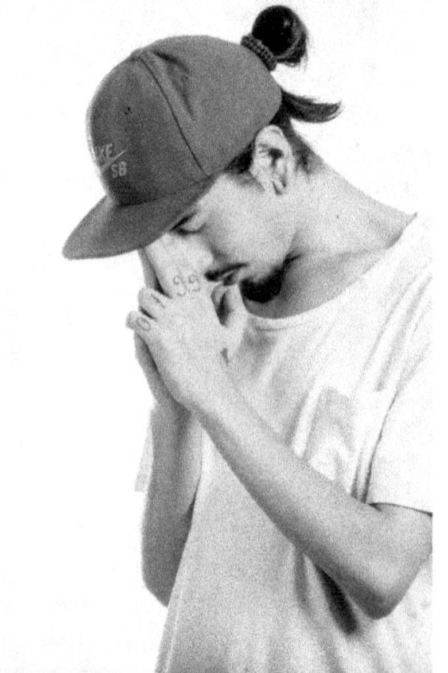

Woran merkt man aber nun, dass es an der Zeit ist, sein Leben zu verändern?

Anzeichen 1: Du kannst den Freitag nicht erwarten

Sicherlich ist das Wochenende immer wieder aufs Neue ein Highlight und bringt Abwechslung. Die Arbeit darf an diesen beiden Tagen ruhen und wir dürfen uns entspannen, mit Freunden treffen und einfach mal die Füße hochlegen. Es ist aber falsch, sich nur auf die Vorfreude aufs Wochenende zu versteifen, denn schließlich kann jeder Tag der Woche schöne Erlebnisse mit sich bringen. Es liegt jedoch an uns selbst, den Werktagen die Gelegenheit dazu geben, uns solche Erlebnisse zu präsentieren.

Dasselbe gilt natürlich auch für den Jahresurlaub oder Feiertage, an denen wir arbeitsfrei haben. Sicherlich ist der Urlaub etwas Feines, aber macht nun mal in der Regel nur einen Bruchteil des Jahres aus.
Man sollte also nicht nur in den drei Wochen Urlaub das Leben genießen, sondern sich auch an den Werktagen Entspannungsinseln und kleine Oasen der Freude schaffen.

...auch an den Werktagen Entspannungsinseln und kleine Oasen der Freude schaffen

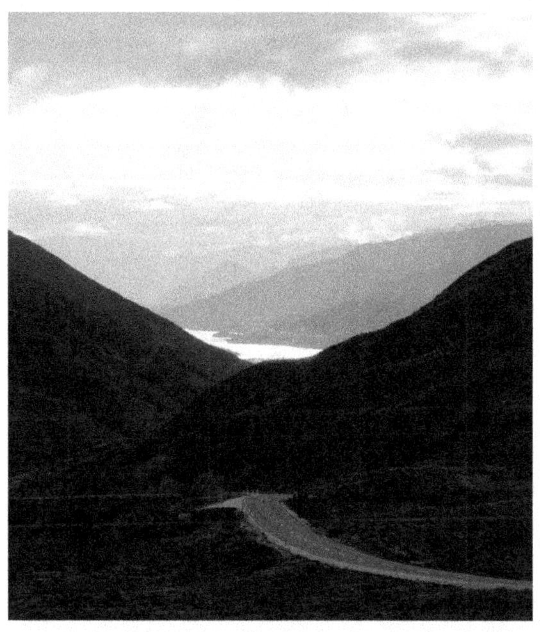

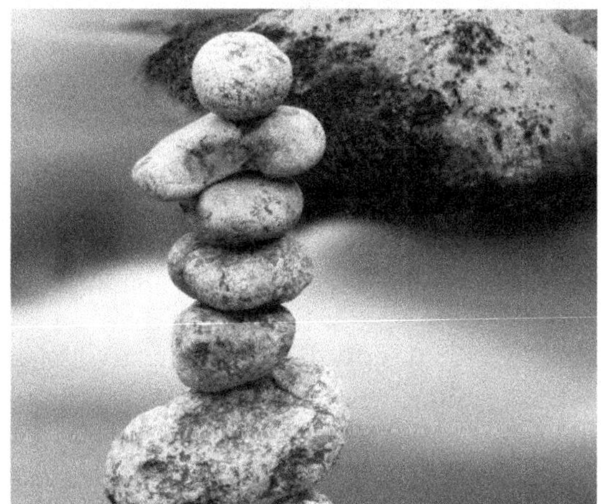

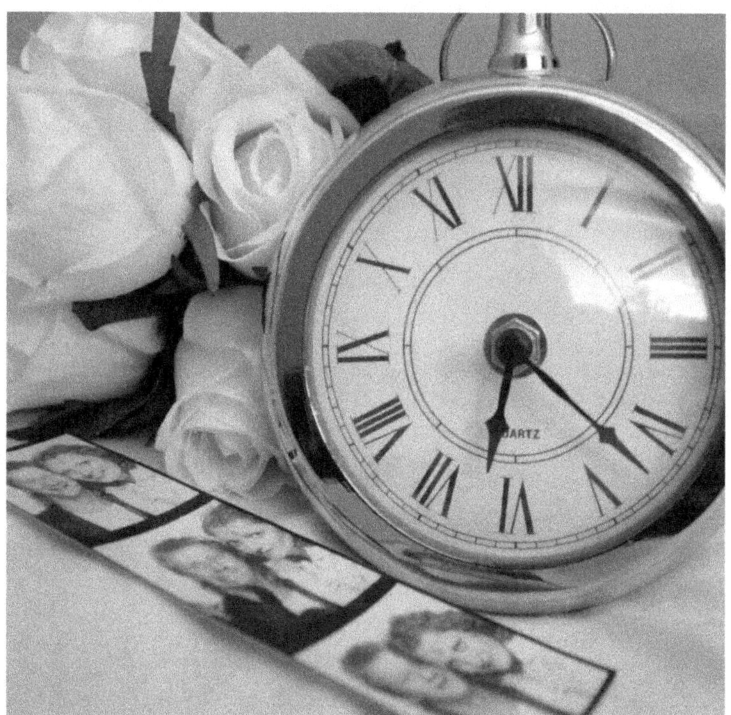

Anzeichen 2: Wichtige Dinge werden verschoben und Unwichtiges akzeptiert

enn wir nicht damit anfangen, unsere Träume zu verwirklichen, werden sie immer nur Träume bleiben.
Fragen wir uns doch einfach einmal, welche Dinge die drei wichtigsten in unserem Leben sind und mit welchen drei Dingen wir die meiste Zeit verbringen?
Es ist wichtig für ein erfülltes Leben, möglichst viel Zeit mit den wichtigsten Dingen zu verbringen. Sollten wir uns in unserem Leben nicht auf diese wichtigen Dinge konzentrieren können, verstreicht wertvolle Zeit, die wir später einmal bereuen werden.

Anzeichen 3: Versuchen, es jedermann recht zu machen

Was auch immer passiert, verliere niemals deine Authentizität. Du wirst früher oder später nicht mehr in den Spiegel schauen können und andere Menschen werden dich als unglaubwürdig und unecht erleben.
Akzeptiere einfach, dass du nicht „Everybodys Darling" sein kannst und dass es normal ist, auch mal mit seiner Meinung „anzuecken".
Du musst auch nicht bei allen Dingen „Ja" sagen, sonst wirkst du profillos und irrst durch dein Leben wie ein Gummiball. Versuche, deine klare Linie zu behalten und durchzusetzen. Dadurch wirst du deinen Stolz und deine Selbstachtung behalten und andere Menschen werden dich respektieren und wertschätzen.

Vergiss nicht, dass es im Leben nicht immer darum geht, von jedermann geliebt zu werden, sondern auch darum, dich selbst zu lieben.

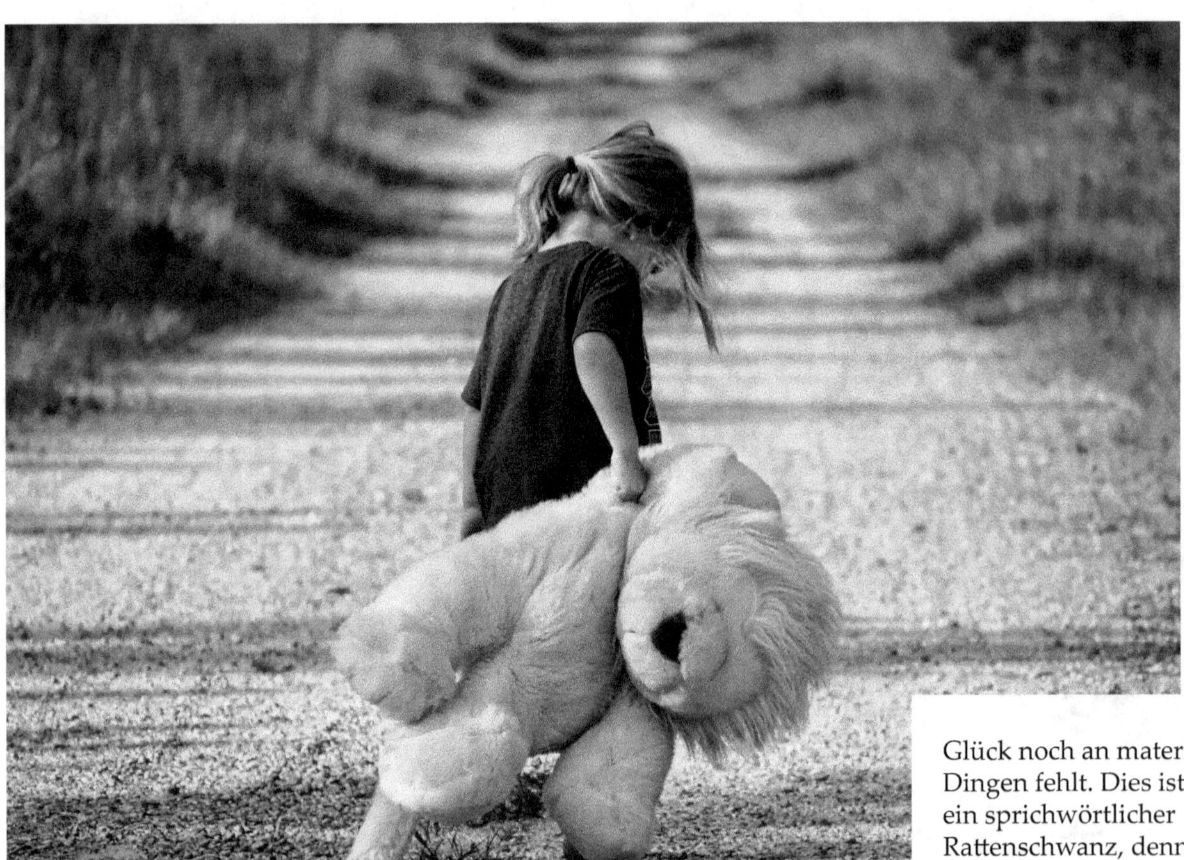

Anzeichen 4: Du bist unglücklich

Glücklich sein beginnt immer in dir selbst, nicht dein Partner, dein Job oder dein Geld können dir zu echtem Glück verhelfen.
Merke dir, dass du die Person bist, mit der du dein gesamtes Leben verbringst.

Gehe also ehrlich mit dir selbst um und vertritt deine eigenen Werte und Vorbilder, das wird dich selbst inspirieren. Sei zufrieden und dankbar für dein Leben, das wird dir zu wahrem Glück verhelfen.

Anzeichen 5: Neid frisst dich auf?

Es ist eine Binsenweisheit, dass uns umso mehr Dinge in unserem Leben fehlen werden, je weniger wir die Dinge schätzen, die wir besitzen.

Oftmals bekommen wir vor Augen geführt, was uns angeblich fehlt, was wir noch nicht haben oder was wir nicht sind.
Auch die Werbung macht sich diese Taktik der Suggestion zu Nutze und möchte uns permanent weismachen, was uns zu unserem persönlichen Glück noch an materiellen Dingen fehlt. Dies ist jedoch ein sprichwörtlicher Rattenschwanz, denn es gibt immer irgendetwas, das wir noch kaufen oder besitzen könnten.
Wirklich glücklich wird es dich aber nicht machen, wenn du in diesem Kreislauf gefangen bist. Sieh lieber auf die Dinge, die du hast und freu dich daran. Eine gewisse Form von Bescheidenheit führt zu Dankbarkeit und diese wiederum zu wahrem Glück.

Fazit

Tag für Tag ist das Leben ein Geschenk. Kein Mensch verbietet dir, auch an einem Arbeitstag glücklich zu sein und ein erfülltes Leben zu führen.
Es liegt ganz allein an dir, wie du jeden einzelnen Tag bewertest und mit welchen Dingen du ihn füllst. Glück ist letztlich also eine Frage der Einstellung und lässt sich von deinen eigenen Handlungen bestimmen.

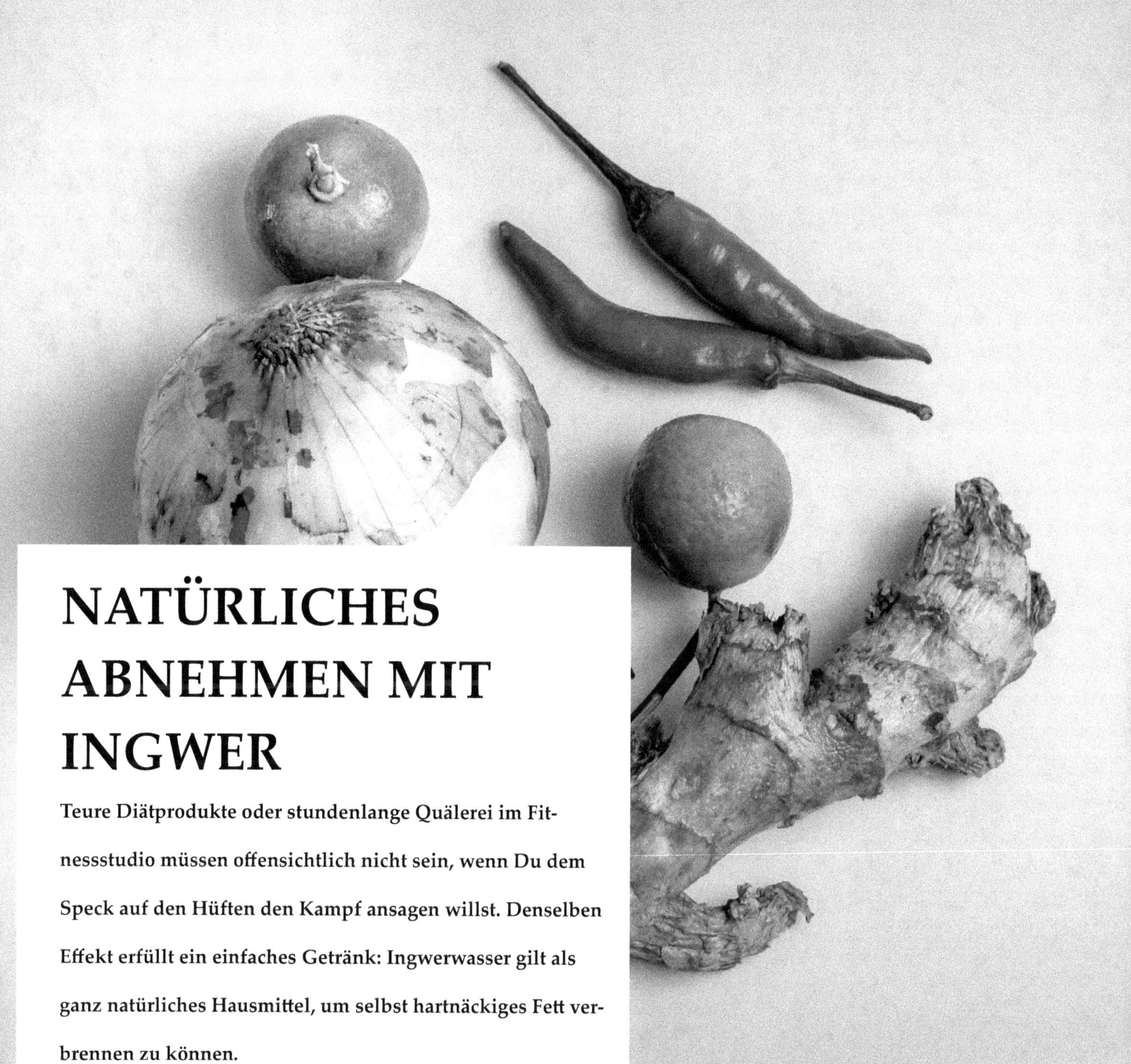

NATÜRLICHES ABNEHMEN MIT INGWER

Teure Diätprodukte oder stundenlange Quälerei im Fitnessstudio müssen offensichtlich nicht sein, wenn Du dem Speck auf den Hüften den Kampf ansagen willst. Denselben Effekt erfüllt ein einfaches Getränk: Ingwerwasser gilt als ganz natürliches Hausmittel, um selbst hartnäckiges Fett verbrennen zu können.

Ingwer bringt eine Menge gesundheitlicher Vorteile mit sich. Diese beginnen bei der Linderung von Magenbeschwerden und reichen bis hin zu schmerzstillenden Eigenschaften. Zusätzlich kann die Ingwerknolle den menschlichen Stoffwechsel derart anregen, dass gewissermaßen allein das Trinken von Ingwerwasser die Kalorien dahinschmelzen lässt. Ingwer hat hierbei einen ähnlichen Effekt wie andere scharfe Lebensmittel, wie von einer Studie aus den USA belegt werden konnte. Zudem wird in der Studie darauf hingewiesen, dass die Probanden nach dem Konsum von Ingwer spürbar weniger Appetit hatten als die Kontrollgruppe.

Möchtest Du die Effektivität von reinem Ingwerwasser noch zusätzlich steigern, dann gib dem Getränk ein wenig Zitronensaft bei. Dieser lindert nicht nur den scharfen Geschmack, sondern hilft dabei, Fett aus den Fettzellen zu lösen. Das Geheimnis hierfür ist der hohe Vitamin C-Gehalt der gelben Frucht.

REZEPT

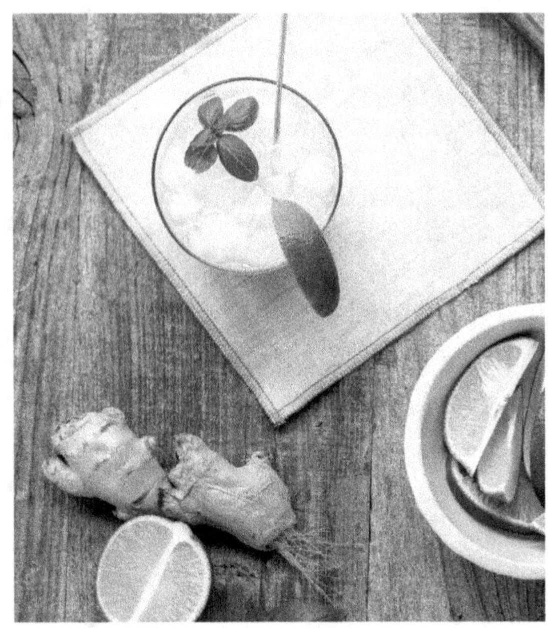

Eine Rezeptidee: Ingwerwasser mit einem Schuss Zitrone

1. Eine Ingwerknolle wird zunächst geschält und dann in dünne Scheiben geschnitten.

2. Anschließend presst Du eine frische Zitrone aus.

3. Bringt zwei Liter Wasser auf dem Herd zum Kochen und füge die Ingwerscheiben dazu.

4. Das Wasser lässt Du dann rund 20 Minuten lang köcheln.

5. Füge anschließend frischen Zitronensaft hinzu.

6. Geschmacklich etwas aufpeppen darfst Du das Getränk dann mit etwas Honig oder Agavendicksaft.

Das fertige Ingwerwasser genießt Du entweder als Tee oder kannst es auch kalt trinken.

Die beste Wirkung darfst Du erwarten, wenn Du das Getränk direkt vor einer Mahlzeit einnimmst oder sehr früh in den Morgenstunden konsumierst.
Dann kann es auch hervorragend als Appetitzügler wirken. Den Rest der zwei Liter trinkst Du dann über den Tag verteilt. Hierdurch erreichst Du, dass Deine Fettverbrennung stets aktiv ist und beugst zugleich dem Hungergefühl vor.

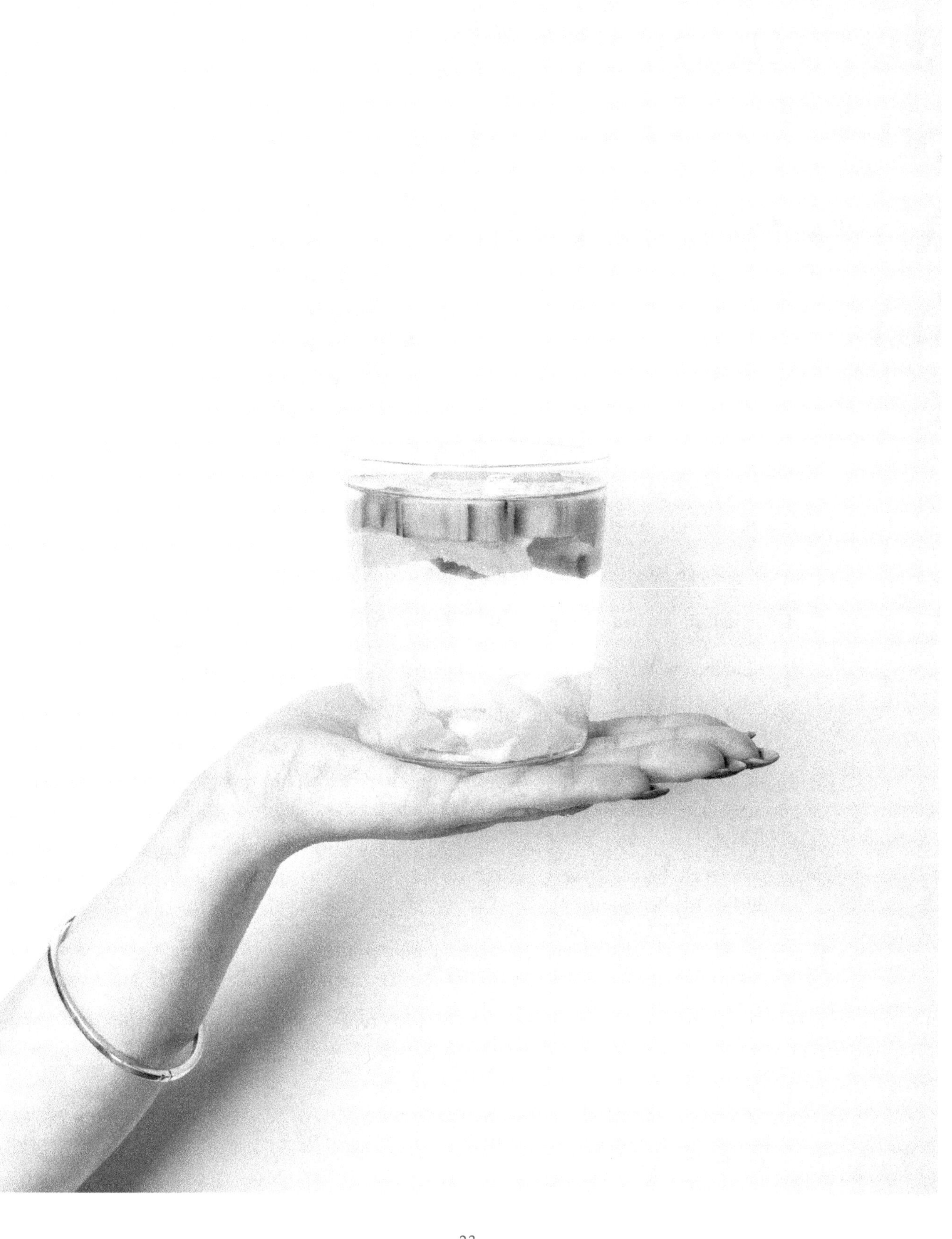

Wie eine dreifache Mutter 80 Kilogramm abgenommen hat

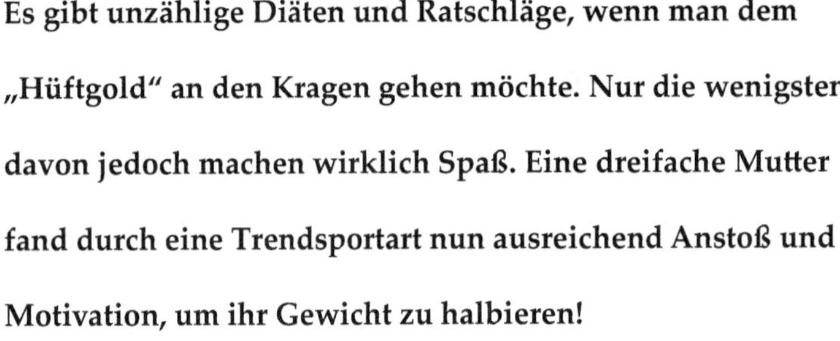

Es gibt unzählige Diäten und Ratschläge, wenn man dem „Hüftgold" an den Kragen gehen möchte. Nur die wenigsten davon jedoch machen wirklich Spaß. Eine dreifache Mutter fand durch eine Trendsportart nun ausreichend Anstoß und Motivation, um ihr Gewicht zu halbieren!

Fitnessprogramme, Diäten sowie kluge Ratschläge - nimmst Du Dir vor, etwas abzuspecken, wirst Du von vielen Freunden sowie sämtlichen Medien sofort mit zahlreichen Vorschlägen und Tipps förmlich erschlagen, wie Du dies am besten umsetzen solltest.

Solche Tipps haben jedoch nur in den seltensten Fällen Aussicht auf Erfolg, denn letztlich bist Du es, der die notwendigen Schritte gehen muss. Hierzu musst Du jedoch Deinen eigenen Weg finden und beschreiten. Möglicherweise ist eine konsequente Diät bzw. Ernährungsumstellung der goldene Weg für Dich, vielleicht findest Du die richtige Motivation aber auch in einer Sportart wie Zumba, mit der die dreifache Mutter Tessa ihr stattliches Gewicht innerhalb von fünf Jahren halbieren konnte und stolze 80 Kilo abgespeckt hat.

80 Kilogramm in fünf Jahren abnehmen?

Es war das Jahr 2012, als Tessa ein Foto von ihr betrachtete. Strahlend sah sie hierbei in die Kamera, in ihrem tiefen Inneren war ihr jedoch gar nicht nach Lachen zumute, denn sie wog zu dem Zeitpunkt 150 Kilogramm und fühlte sich alles andere als wohl.

Dieses Foto gilt für die dreifache Mutter Tessa als Startschuss, etwas für ihre Gesundheit zu tun und an ihrem Aussehen zu arbeiten. Innerhalb der nächsten fünf Jahre unternahm Tessa einiges und arbeitete kontinuierlich daran, sich selbst wieder wohl beim Anblick im Spiegel zu fühlen.

Natürlich war der Anfang ihres langen Weges steinig und nur mäßig von Erfolgen gekrönt. So begann sie erst nach zwei Jahren tatsächlich an Gewicht zu verlieren und

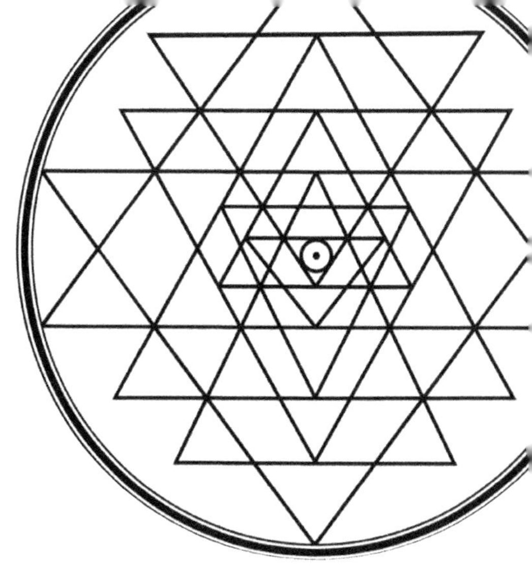

die ersten Erfolge wurden sichtbar.

Im Jahr 2014 dann entdeckte sie die Trendsportart Zumba für sich. Bereits nach der ersten Stunde war sie begeistert davon und schaffte es, sich kontinuierlich zu weiteren Zumba-Einheiten zu motivieren. Hierdurch fand sie auch den Ansporn, sich für andere Sportarten zu interessieren. Immer öfter war sie dann in Zumba-Kursen und Fitnessstudios zu finden.

Eine App unterstützte sie bei der Motivation zum Abnehmen, denn mit dieser konnte sie stets ihren Kalorienhaushalt im Auge behalten und ihr tägliches Work-out kontrollieren. Abwechslung in den Alltag brachten zusätzliches Kraft- und Lauftraining, was ihre Motivation hochhielt.

Die Belohnung für ihre Mühen ließen dann auch nicht lange auf sich warten und so purzelten die Pfunde im Laufe der Jahre. Bis zum Jahr 2017 konnte die dreifache Mutter einen Gewichtsverlust von unglaublichen 80 Kilogramm vermelden. Verloren hat sie hingegen niemals die Motivation und die Freude an der Sportart Zumba, die sie heute noch mit Leidenschaft betreibt.

Dokumentiert hat Tessa ihre erstaunlichen Erfolge auf verschiedenen Social-Media-Plattformen wie Facebook und Instagram. Für sie ist eines unbestritten: Zum Erfolg geführt hat sie das Motto „Abnehmen mit Sport".

Zumba als Kalorienkiller?

Mittlerweile ist Zumba natürlich kein Geheimtipp mehr, sondern ein konstanter Trend, der inzwischen in vielen Fitnessstudios nicht fehlen darf. Diese Sportart kombiniert mitreißende Musik, Spaß an Bewegung sowie effektives Tanztraining.

Diese Kombination macht Zumba derart erfolgreich. Wenn etwas Freude macht, bleibt man natürlich auch motiviert am Ball und wird nach den ersten Versuchen nicht wieder gleich aufgeben.

Grundlage für sichtbare Erfolge beim Abnehmen sind genau diese Faktoren, nämlich anhaltende Motivation und Spaß.

Dank der schnellen Schrittfolgen und Bewegungen lassen sich in eine Stunde Zumba bis zu 1.000 (!) Kalorien verbrennen - damit liegt diese Sportart ganz weit oben bei den Kalorienkillern.

Aufgrund der enthaltenen Tanzelemente findet sich der gesamte Körper in Bewegung und daher lässt sich Zumba als Ganzkörper-Fitness-Work-out bezeichnen.
Dieses ist daher auch ideal dazu geeignet, um die generelle Fitnessleistung zu erhöhen. geeignet, um die generelle Fitnessleistung zu erhöhen.

Auch Du kannst in einer Probestunde leicht herausfinden, ob Zumba für Dich der richtige Weg ist, um mit Sport abzunehmen.

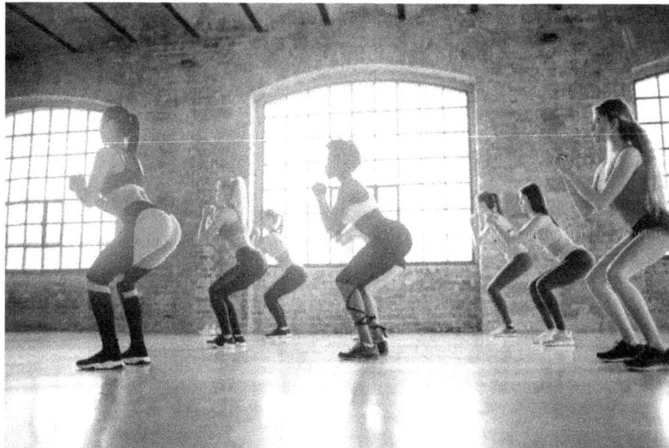

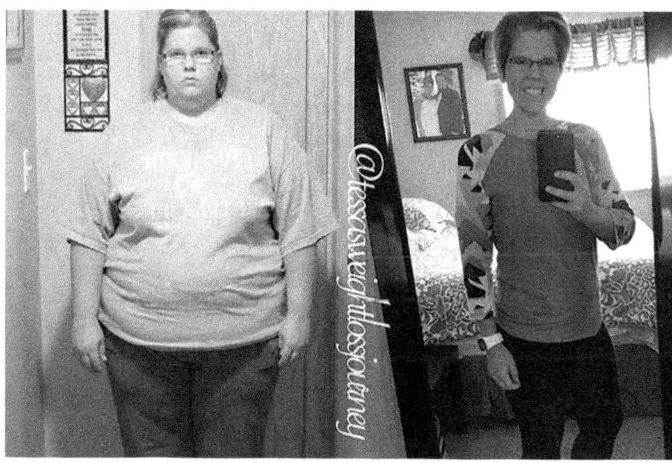

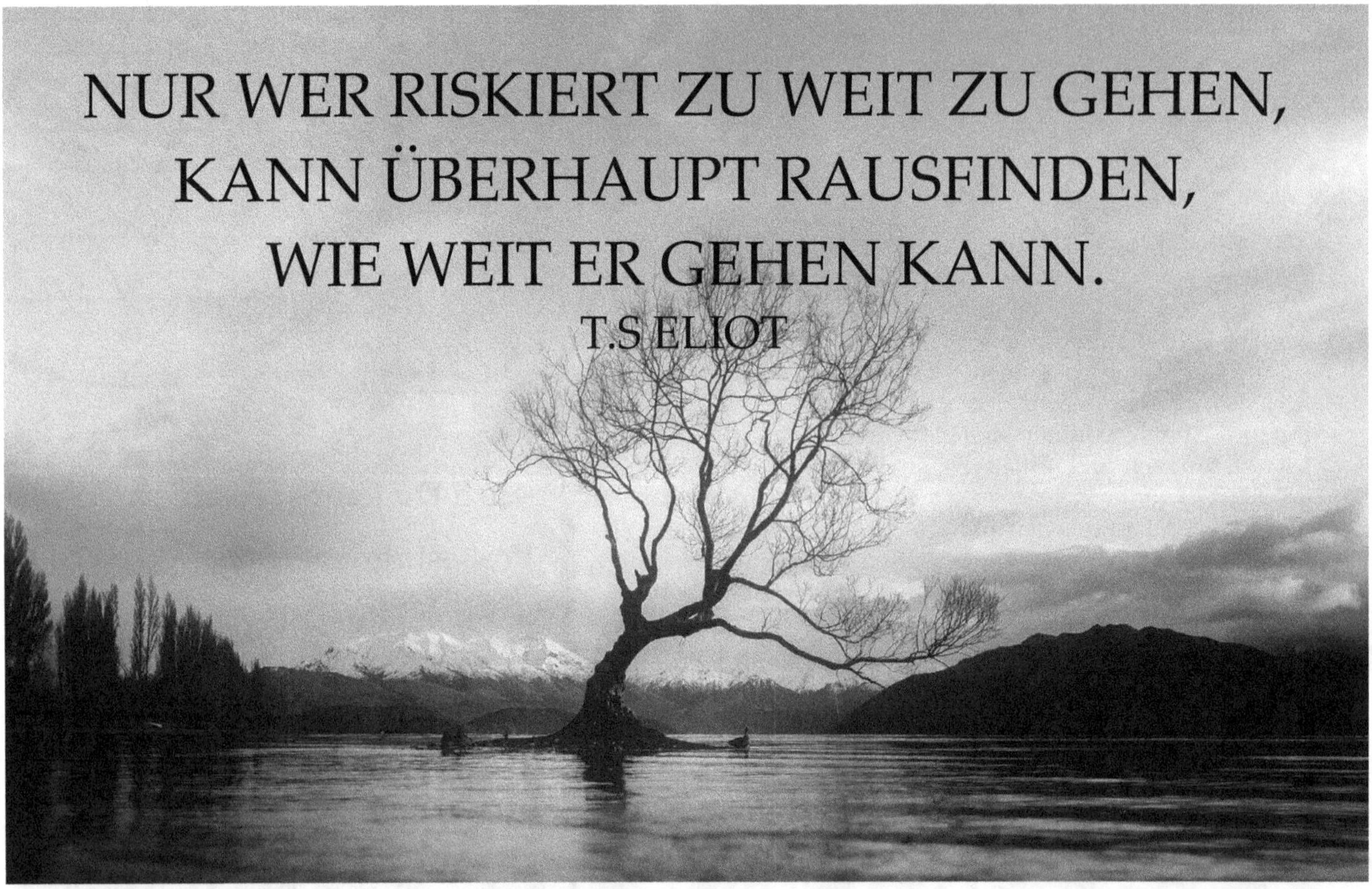

NUR WER RISKIERT ZU WEIT ZU GEHEN,
KANN ÜBERHAUPT RAUSFINDEN,
WIE WEIT ER GEHEN KANN.

T.S ELIOT

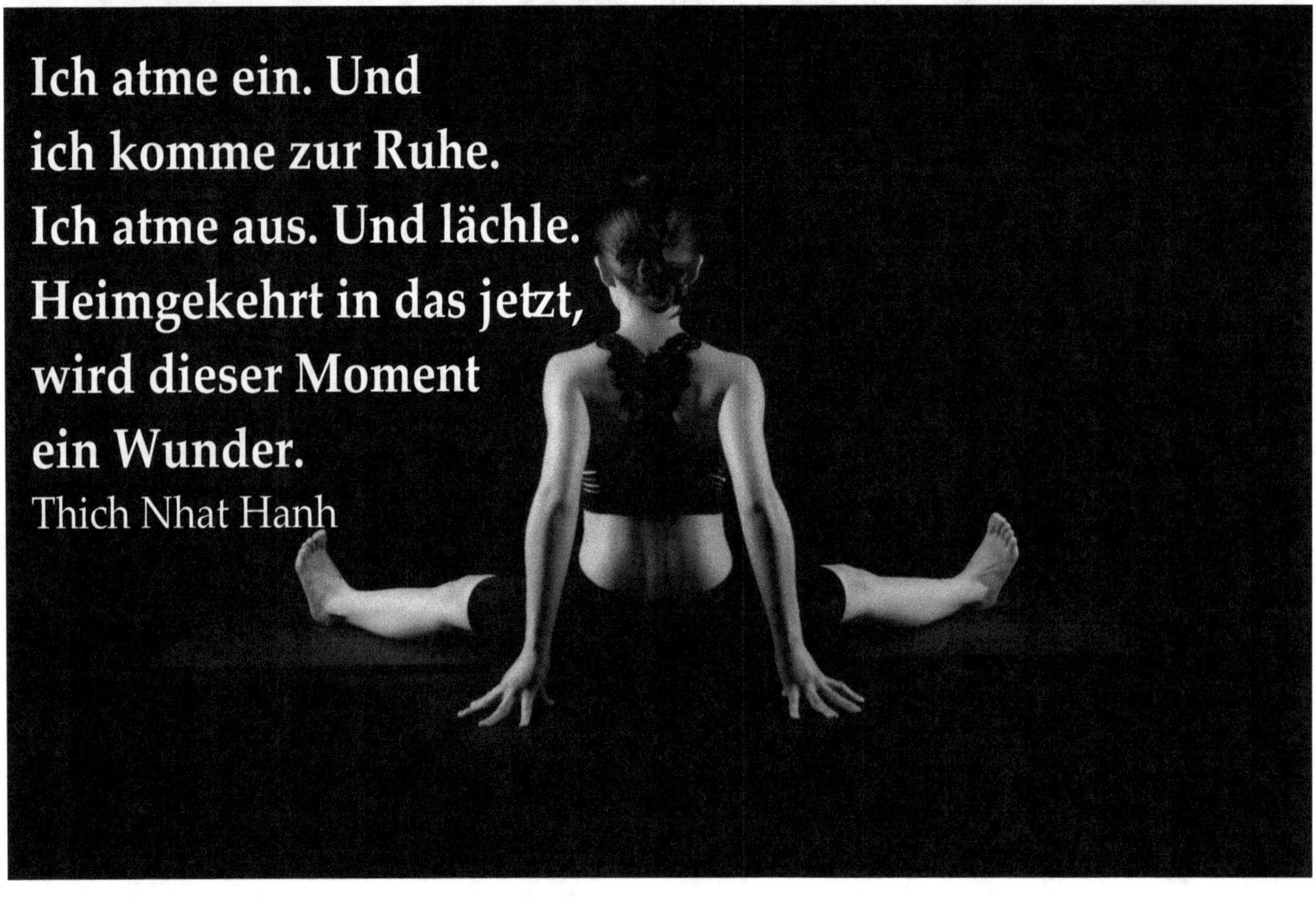

**Ich atme ein. Und
ich komme zur Ruhe.
Ich atme aus. Und lächle.
Heimgekehrt in das jetzt,
wird dieser Moment
ein Wunder.**

Thich Nhat Hanh

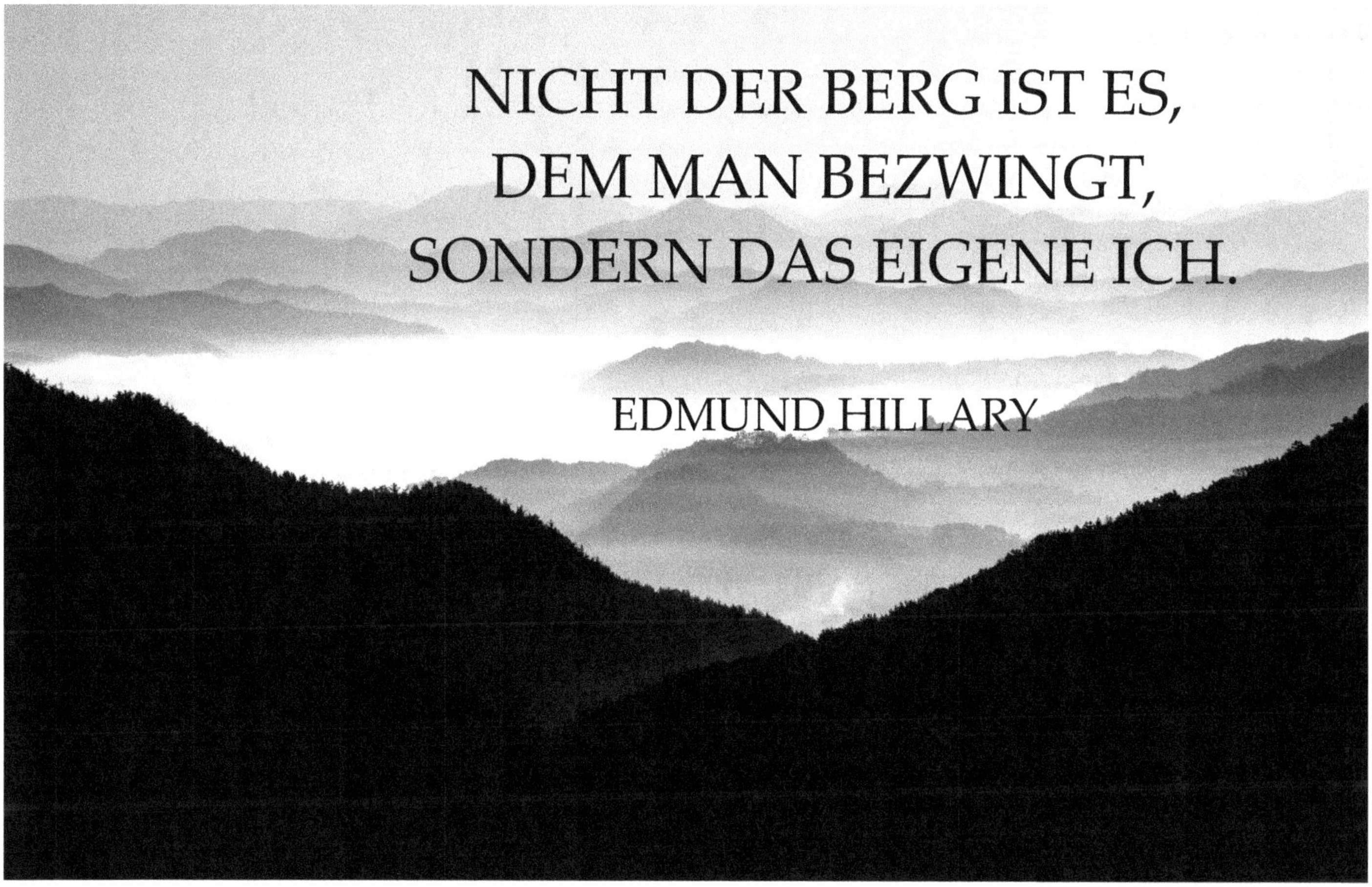

NICHT DER BERG IST ES,
DEM MAN BEZWINGT,
SONDERN DAS EIGENE ICH.

EDMUND HILLARY

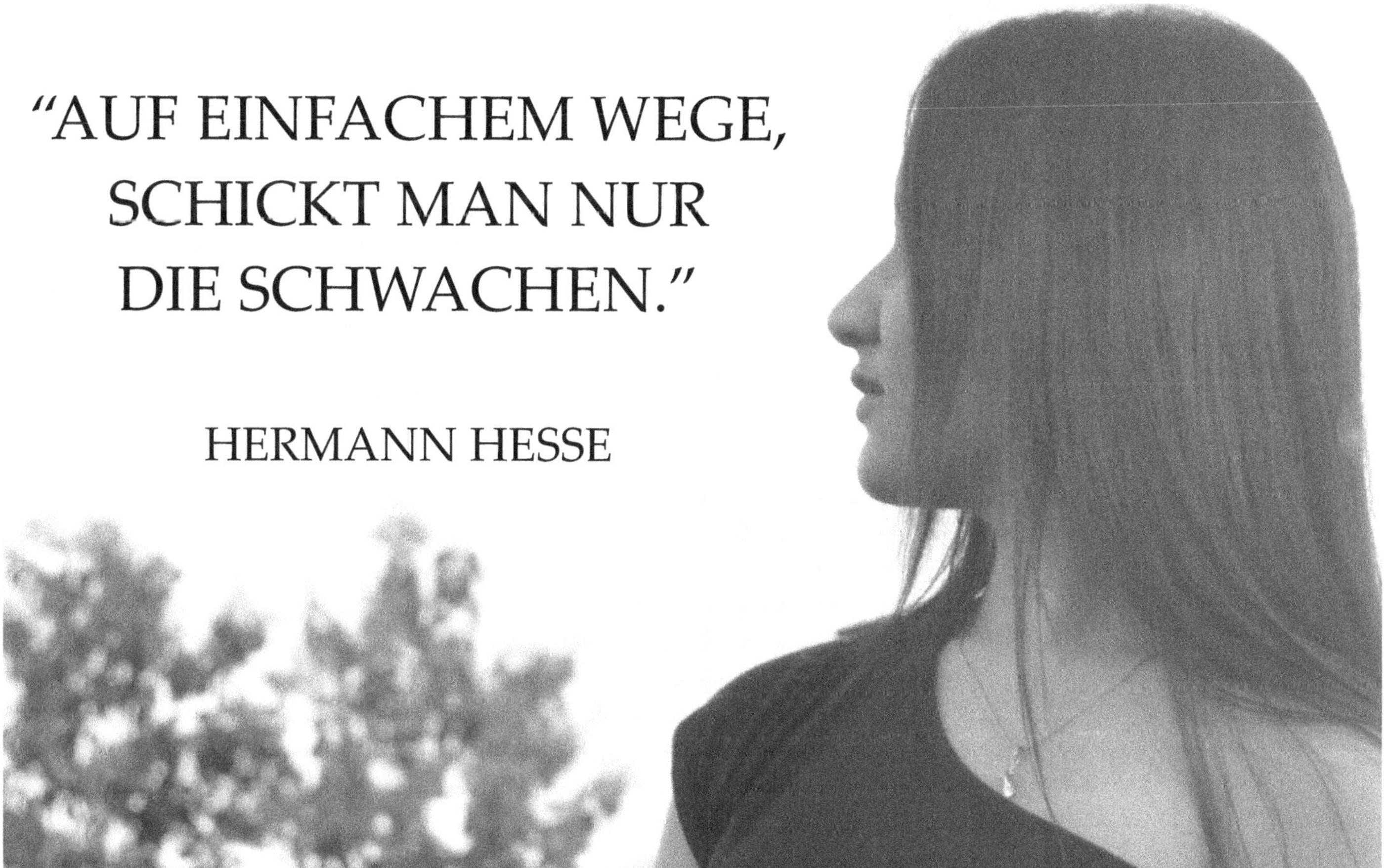

"AUF EINFACHEM WEGE,
SCHICKT MAN NUR
DIE SCHWACHEN."

HERMANN HESSE

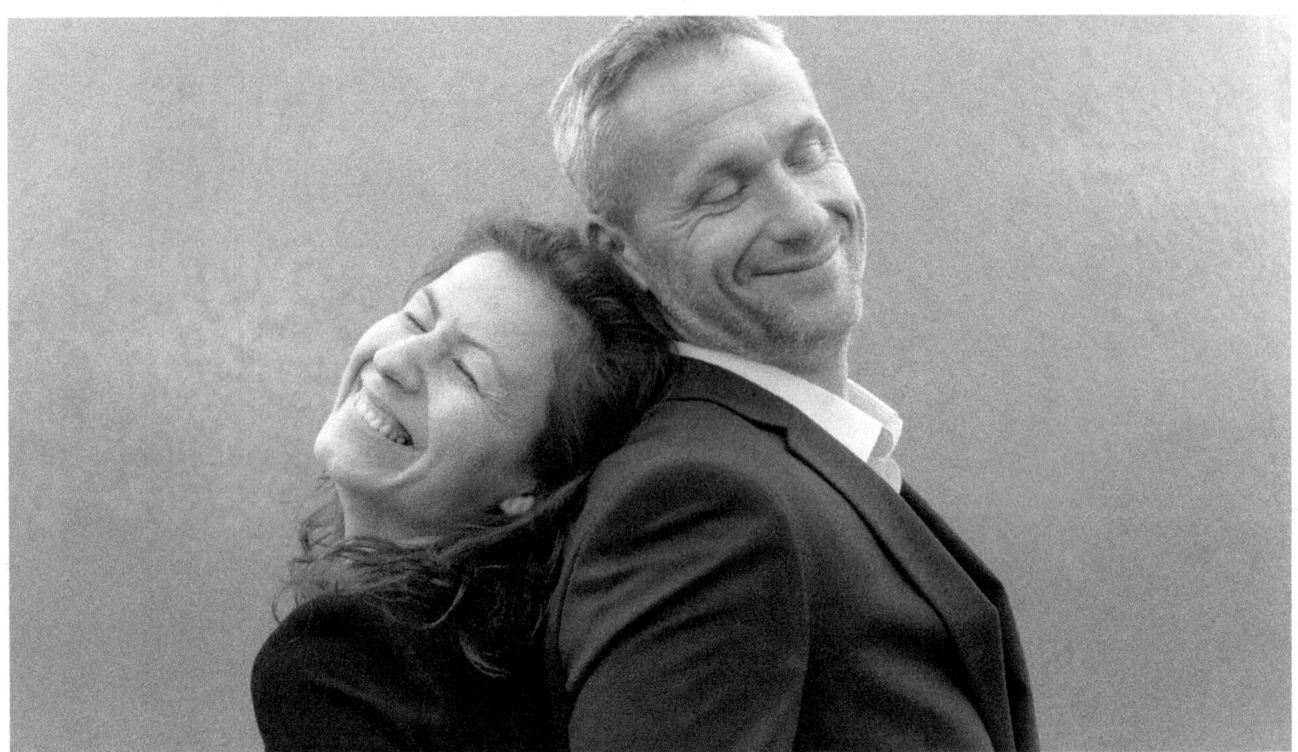

50 WICHTIGE FRAGEN FÜR JEDE BEZIEHUNG

Wer nicht fragt, bleibt bekanntlich dumm – jedenfalls wenn wir dem Lied aus der Sesamstraße Glauben schenken.

Auch in einer Beziehung darf es eine gesunde Portion Neugier sein, denn schließlich wollen wir wissen, wie es unserem Partner geht, wie er sich fühlt und was er über die Beziehung denkt. Dies alles erfährst Du nur, wenn Du Deinem Partner entsprechende Fragen stellst.

Es gibt einige Fragen, die sich ein Paar nicht nur einmal während einer Beziehung stellen sollte.

Wir haben 50 solcher Fragen ausgesucht, die Du und Dein Partner euch gerne regelmäßig stellen solltet – ein paar dieser Fragen öfter und ein paar seltener.

Damit trägst Du dazu bei, dass eure Partnerschaft „gesund" bleibt und auf sicheren Beinen steht, da Du und Dein Partner jederzeit wissen, woran sie sind, was gut und was schlecht in der Beziehung läuft.

Diese Fragen dürfen ruhig etwas tiefer gehen und persönlich sein. Das Hauptziel solcher Fragen ist es aber, dass Du und Dein Partner regelmäßig miteinander ins Reden kommen, denn Gespräche sind in einer Partnerschaft sehr wichtig, um den anderen verstehen zu können.

NUR DIE LIEBE & DIE ANTWORT ZÄHLT

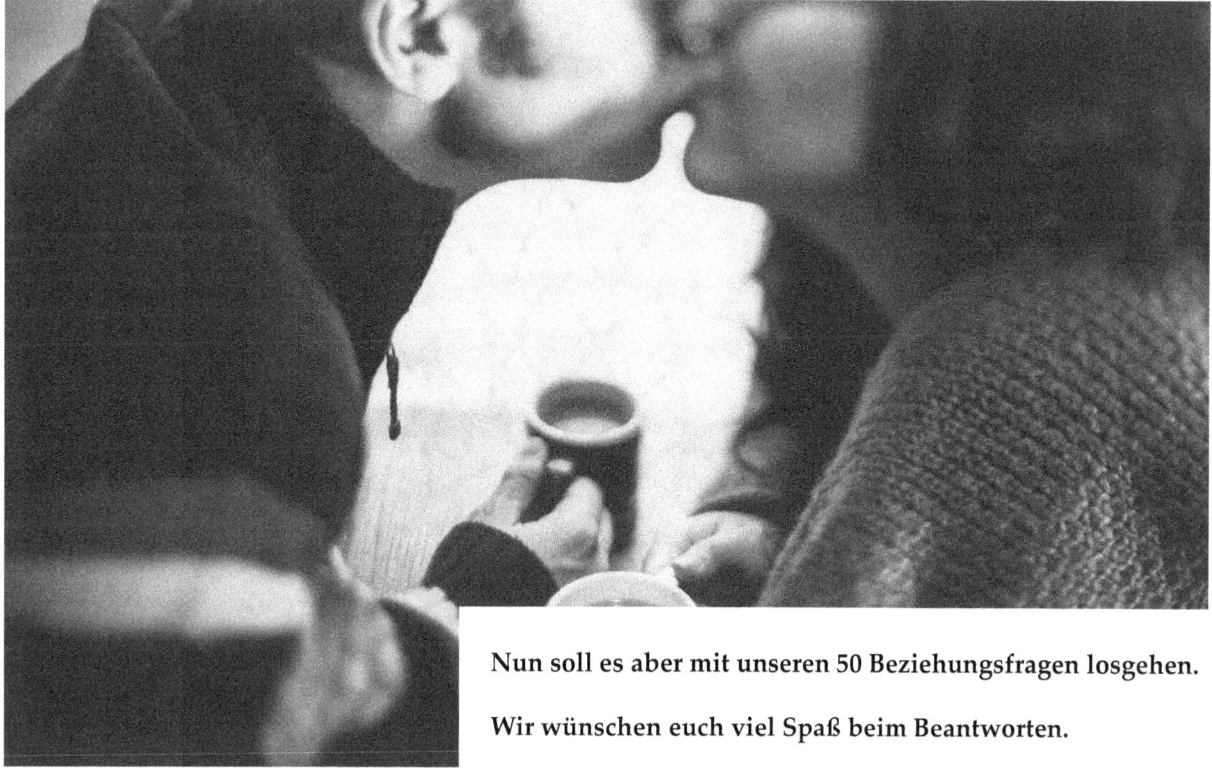

Nun soll es aber mit unseren 50 Beziehungsfragen losgehen.

Wir wünschen euch viel Spaß beim Beantworten.

Verunsichern Dich Eigenschaften oder Dinge an mir?

____

____

Habe ich Dich unabsichtlich emotional schon einmal verletzt?

____

____

Was ist Deiner Meinung nach unsere größte gemeinsame Stärke?

____

____

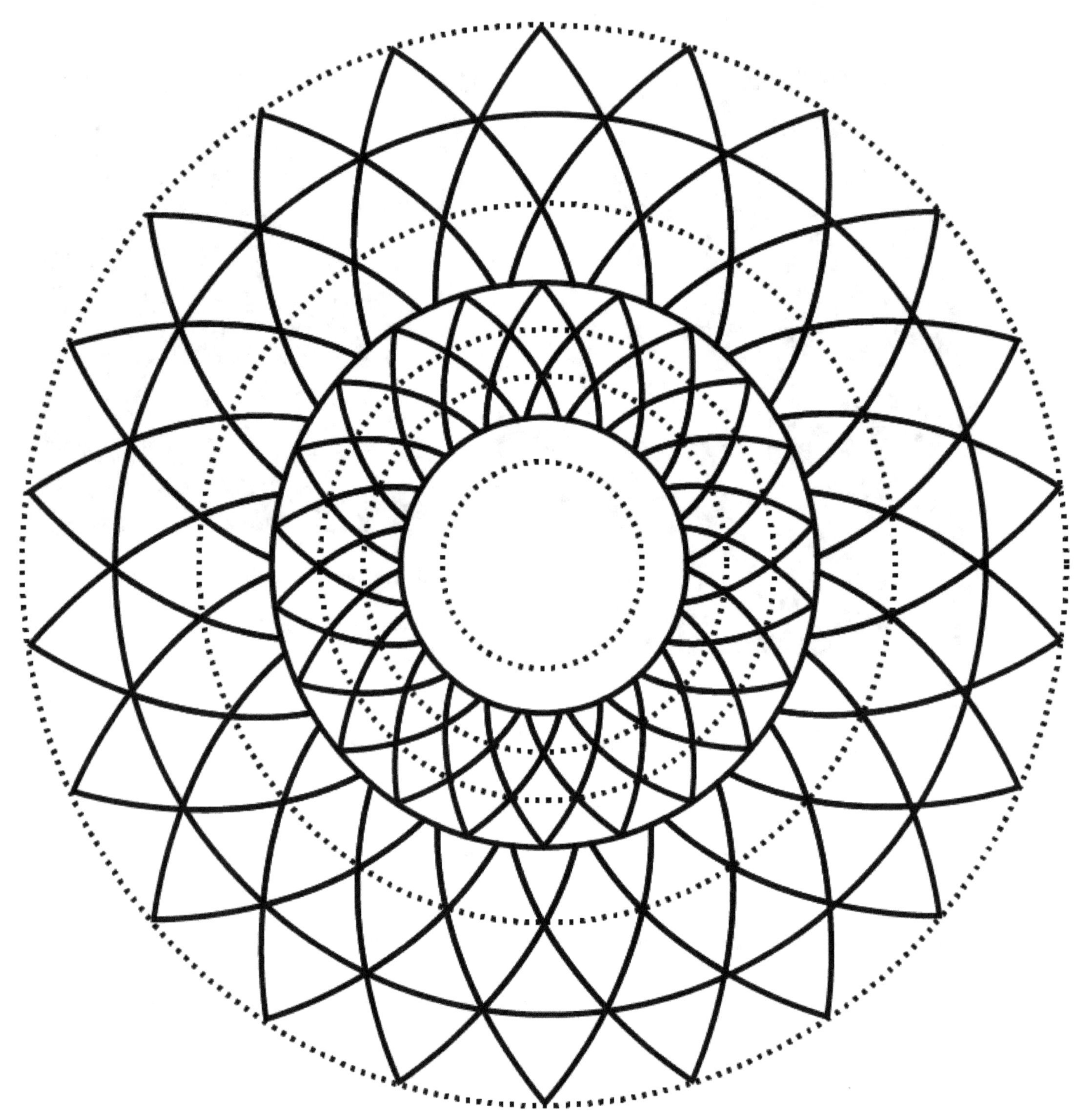

www.ingramcontent.com/pod-product-compliance
Lightning Source LLC
LaVergne TN
LVHW080040170826
845677LV00025B/1925

9798696350578